Lucio Buratto

Mangiare per gli occhi
Occhio e nutrizione

con la collaborazione di

Eugenio Del Toma e Nazareno Marabottini

e di

Natalya Ushakova, Riccardo De Prà e Stefania Agrigento

Presentazione di

Umberto Veronesi

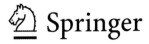 Springer

Lucio Buratto
Specialista in Oftalmologia
Centro Ambrosiano di Microchirurgia Oculare
Milano

ISBN 978-88-470-1543-2   e-ISBN 978-88-470-1544-9

DOI 10.1007/978-88-470-1544-9

9 8 7 6 5 4 3 2 1

Layout copertina: Ikona S.r.l., Milano

Impaginazione: I.N.C. Innovation-News-Communication S.r.l., Roma
Stampa: Printer Trento S.r.l., Trento
Stampato in Italia

Springer-Verlag Italia S.r.l., Via Decembrio 28, I-20137 Milano
Springer fa parte di Springer Science+Business Media (www.springer.com)

Presentazione

Sono d'accordo con il mio amico Buratto

di Umberto Veronesi

Conosco da anni Lucio Buratto a cui mi lega una stima sincera sia sul piano professionale sia su quello culturale. Ci unisce una comune passione per la ricerca scientifica che, pur su strade diverse, ci porta spesso a traguardi comuni. Uno di questi è la prevenzione, che entrambi consideriamo fondamentale per la sicurezza della nostra salute.

La prevenzione è qualcosa che ci spinge a trasformare un mondo di cose che non dipendono da noi, in un mondo di cose su cui abbiamo il potere di agire, trasformandole per il meglio. E infatti un pilastro della prevenzione è il comportamento personale (incide sulla salute per il 40 per cento, secondo studi americani). Non fumare, mangiare correttamente, fare un po' di moto quotidiano sono alcuni dei comportamenti che dipendono da noi e solo da noi e che rappresentano i capisaldi della prevenzione. Ma la prevenzione deve essere a sua volta sorretta da un'informazione qualificata e valida, proprio come quella che si trova nelle pagine di questo libro.

Buratto, che è un divulgatore scientifico molto esperto, con questa sua ultima opera affronta un tema che appare forse scontato: l'alimentazione e il valore preventivo di una corretta nutrizione. E' certamente noto che un'alimentazione equilibrata svolge un ruolo importante non solo per mantenere il corpo in buona salute, ma anche per fornire all'organismo tutti i nutrienti di cui ha bisogno per il suo funzionamento. Ma da questo assioma generale Buratto restringe la sua attenzione sull'occhio, l'organo cioè che è il campo del suo lavoro di chirurgo, ma anche di ricercatore. E lo fa con uno stile accattivante, curioso, ricco di informazioni preziose (che si trovano nelle ricette!) che ho letto con molto interesse.

L'occhio, scrive Buratto in buona sintesi, è un organo di estrema importanza e per lavorare sempre al meglio delle sue possibilità, anch'esso come ogni altra struttura dell'organismo, e forse più di ogni altra, ha bisogno di ricevere i giusti nutrimenti nella corretta dose. Non solo, ma una buona nutrizione, studiata specificamente per l'occhio, è in grado di ridurre due pericolosi rischi per la salute della nostra vista: la comparsa della cataratta e della degenerazione maculare senile. Numerosi studi epidemiologici e rilevazioni cliniche hanno evidenziato infatti il ruolo protettivo di alcuni antiossidanti, di vitamine A, B ed E, dei pigmenti maculari (la luteina che si trova in molte verdure e la zeaxantina).

Il compito del medico oculista, ammonisce Buratto, non è solo quello di individuare le malattie dell'occhio, prescrivere i giusti farmaci per curarle o di fare una buona chirurgia; ma deve saper dare consigli sulla prevenzione delle malattie e anche suggerire una corretta alimentazione. Uno stile di vita salutare, è la tesi del libro, deve comprendere un controllo sia sulla qualità del cibo sia sulla sua quantità, che non deve essere mai eccessiva: io che sono vegetariano e che raccomando sempre di mangiare poco, mi trovo ancora una volta in sintonia con il mio amico Lucio Buratto.

Umberto Veronesi

Indice

Elenco degli Autori

LUCIO BURATTO

Il Dr. Lucio Buratto è un noto chirurgo dell'occhio. E' «Maestro dell'Oftalmologia Italiana».
E' un pioniere nell'impianto di cristallini artificiali e facoemulsificazione, la tecnica di estrazione della cataratta che a tutt'oggi è la metodica più sofisticata di intervento ed è stato il primo medico a livello internazionale a usare il laser a eccimeri intrastromale per il trattamento della miopia elevata.
Nel 2002 ha pubblicato il libro sulla chirurgia della cataratta «*Facoemulsificazione: principi e tecniche*» e nel 2003 ha pubblicato «*Lasik: tecnica chirurgica e complicazioni sulla chirurgia della miopia*».
E' stato il primo chirurgo europeo a utilizzare il nuovissimo laser «Intralase» per chirurgia refrattiva.
Ha pubblicato 50 trattati di chirurgia oculare di cui 20 dedicati alla chirurgia della cataratta, 5 a quella del glaucoma e 9 a quella della miopia.
E' Past President dell'AICCER (Associazione Italiana di Chirurgia della Cataratta e Refrattiva) e attualmente è Presidente Onorario della AISO (Accademia Italiana Scienze Oftalmologiche).

STEFANIA AGRIGENTO

Biologa Nutrizionista, Libera professionista, Roma

RICCARDO DE PRA'

Chef, Ristorante Albergo «Dolada», Plois d'Alpego (BL)

EUGENIO DEL TOMA

Primario Emerito di Dietologia e Diabetologia, Azienda Ospedaliera San Camillo-Forlanini, Roma
Presidente Onorario dell'Associazione Italiana di Dietetica e Nutrizione Clinica

NAZARENO MARABOTTINI

Dirigente Medico U.O.C. Oftalmologia I, Azienda Ospedaliera S. Giovanni Addolorata, Roma

NATALYA USHAKOVA

Laureanda in Economia e Commercio, Università Commerciale Luigi Bocconi, Milano

Eugenio Del Toma

La **Prevenzione Dietetica**

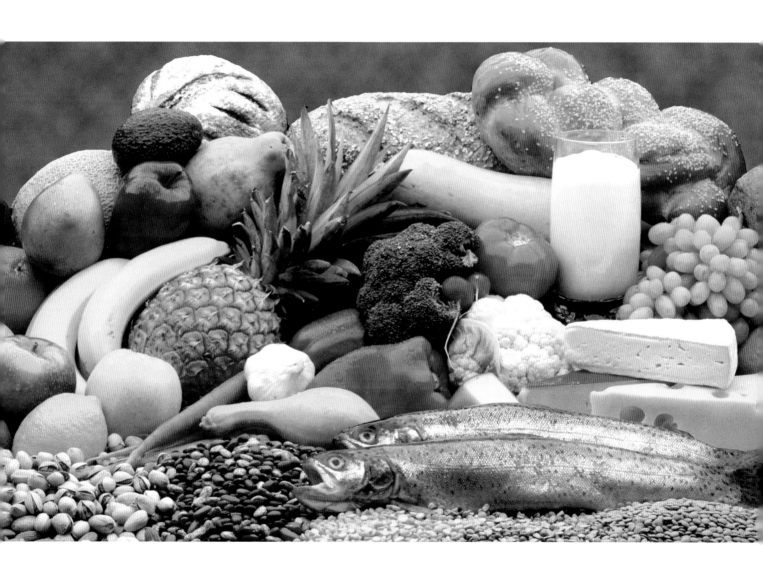

Linee Guida, piramide alimentare
e altre **raccomandazioni**

Le Amministrazioni Sanitarie dei Paesi più sviluppati hanno provveduto, già da alcuni anni, a diffondere attraverso i mass media avvertimenti sulle regole più importanti della nutrizione umana. Tuttavia non è facile, neppure per gli esperti, tradurre in poche frasi la sintesi di una disciplina complessa come la *Scienza dell'Alimentazione*, basata su principi di fisiologia e di biochimica che talvolta sconvolgono le antiche ed empiriche dicerie sul valore nutrizionale dei singoli alimenti.

In primo luogo, bisogna mediare tra la complessità del tema e l'obbligo di fornire, in termini semplificati, quelle conclusioni pratiche che possono prevenire o ritardare la comparsa di patologie causate o favorite dal persistere di errori alimentari. Se la grande disponibilità di cibo ha sconfitto, almeno in Italia, la malnutrizione per difetto, contribuendo ad allungare l'aspettativa di vita, è pur vero che l'eccesso e il disordine delle scelte favoriscono non soltanto l'obesità, ma anche la comparsa di una serie di patologie a decorso cronico-degenerativo, come l'arteriosclerosi, il diabete, la degenerazione maculare e perfino alcune localizzazioni tumorali.

La piramide alimentare

Gli Americani, più attenti degli Europei alla semplicità e all'efficacia del messaggio, hanno adottato, oltre all'enunciazione di regole scritte, anche il simbolo della piramide che già rende, visivamente, il concetto della diversa frequenza ed entità dei consumi fra gli alimenti posti alla base della piramide, rispetto a quelli dei ripiani superiori *(Fig. 1.1)*.

La trasposizione della piramide americana in Italia, senza gli opportuni adattamenti alla nostra realtà e ad una storia gastronomica di grande tradizione, ha dato luogo a molte contestazioni. Migliore accoglienza hanno avuto le *Linee Guida per una sana alimentazione italiana*, elaborate dagli esperti dell'Istituto Nazionale di Ricerca per gli Alimenti e la Nutrizione (INRAN), che verranno sinteticamente commentate in queste pagine.

In effetti, la piramide alimentare americana e le troppe varianti che ne sono derivate, senza un preciso riferimento alle porzioni e alla frequenza dei consumi *(Tab. 1.I)*, potevano far supporre che soltanto gli alimenti situati alla base fossero davvero essenziali; il che non è vero perché tutti gli alimenti possono e debbono fornire il loro contributo al totale e alla varietà della dieta, sia pure entro limiti quantitativi molto diversi.

Per maggior chiarezza espositiva, diciamo che nella miscela usata da alcuni motori deve esserci dell'olio, magari soltanto il 2%, ma questo non significa che l'olio sia meno importante della benzina con

L'eccesso e il disordine delle scelte alimentari favoriscono non soltanto l'obesità, ma anche la comparsa di patologie a decorso cronico-degenerativo, come l'arteriosclerosi, il diabete, la degenerazione maculare e perfino alcune localizzazioni tumorali.

Tutti gli alimenti possono e debbono fornire il loro contributo al totale e alla varietà della dieta, sia pure entro limiti quantitativi molto diversi.

cui dovrà miscelarsi. In realtà: sono entrambi essenziali per il buon funzionamento del motore, anche se i loro rapporti percentuali sono fortemente squilibrati dal punto di vista quantitativo. Altrettanto accade per le vitamine, per i minerali o per certe molecole che l'organismo non sa sintetizzare come, ad esempio, alcuni amminoacidi o certi acidi grassi definiti «essenziali» proprio per la dipendenza del nostro metabolismo dall'apporto esterno.

Figura 1.1

Piramide Alimentare, proposta dall'USDA (1992) e poi aggiornata per promuovere una dieta equilibrata e bilanciata, tramite il numero di «porzioni» (vedi Tabella 1.I)

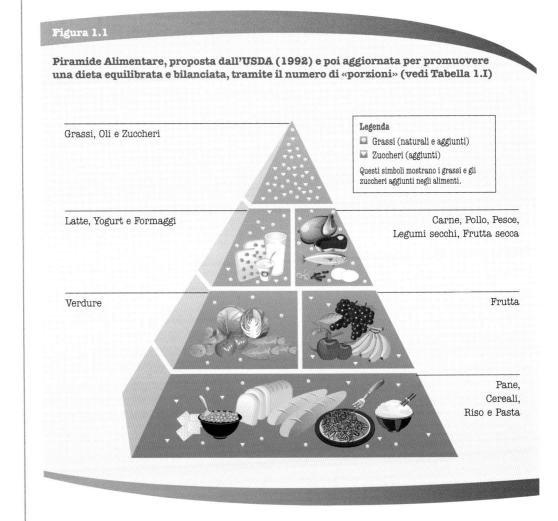

Grassi, Oli e Zuccheri

Legenda
▢ Grassi (naturali e aggiunti)
▨ Zuccheri (aggiunti)
Questi simboli mostrano i grassi e gli zuccheri aggiunti negli alimenti.

Latte, Yogurt e Formaggi

Carne, Pollo, Pesce, Legumi secchi, Frutta secca

Verdure

Frutta

Pane, Cereali, Riso e Pasta

Tabella 1.I

**Porzioni dei principali alimenti dei vari gruppi e numero di porzioni
per comporre una razione alimentare giornaliera di circa 2000 kcal**

GRUPPI DI ALIMENTI	ALIMENTI	PORZIONE	N° PORZ./DIE
	Latte	g 125 (1 bicchiere)	2
LATTE E DERIVATI	Yogurt	g 125 (1 vesetto)	2
	Formaggio stagionato	g 50	0-1
	Formaggio fresco	g 100	0-1
	Carni fresche	g 100	1
CARNI, PESCI, UOVA	Carni conservate	g 50	1
	Pesce	g 150	1
	Uova	uno (circa g 50)	0-1
	Legumi freschi	g 100	0-1
LEGUMI	Legumi secchi	g 30	0-1
	Tuberi	g 200	0-1
	Pane	g 50	3-4
CEREALI E TUBERI	Prodotti da forno	g 50	0-1
	Pasta o riso (*)	g 80	1
	Pasta fresca all'uovo (*)	g 120	1
	Pasta fresca e ripiena (*)	g 180	1
ORTAGGI E FRUTTA	Insalate	g 50	2-4
	Ortaggi	g 250	2-4
	Frutta o succo	g 150	2-4
GRASSI DA CONDIMENTO	Olio	g 10	3
	Burro	g 10	0-1
	Margarina	g 10	0-1

(*) In minestra la porzione va dimezzata.
Il pane va consumato tutti i giorni nelle porzioni indicate. I prodotti da forno possono essere consumati a colazione o fuori pasto. Per i secondi piatti si consigliano, nell'arco della settimana, le seguenti frequenze di consumo: 3-4 porzioni di carne, 2-3 porzioni di pesce, 2-3 porzioni di formaggio, 2 porzioni di uova, 1-2 porzioni di salumi.
Almeno 1-2 volte la settimana il secondo piatto va sostituito con un piatto unico a base di pasta o riso con legumi, nelle porzioni indicate per ognuno dei due alimenti. Il latte e/o lo yogurt vanno consumati tutti i giorni (due porzioni). Una tazza di latte equivale a circa due bicchieri. Tra le porzioni di verdure e ortaggi (2-4) viene inclusa un'eventuale porzione di minestrone o passato di verdure, nonché una porzione utilizzata quale condimento per pasta o riso (zucchine, melanzane, funghi, pomodori freschi, carciofi, asparagi ecc.).
Le porzioni di frutta e succo di frutta si possono consumare anche fuori pasto.
Per i grassi da condimento preferire sempre il consumo di olio di oliva; burro o margarina sono ammessi saltuariamente.

Le dieci Linee Guida e i LARN

Dato che la piramide si può prestare a forzature pubblicitarie, sembra più opportuno soffermarsi sulle dieci regole d'oro che sono state rivedute e riproposte dall'INRAN nel 2003, in sintonia con i *dietary goals* degli esperti americani *(Tab. 1.II)*.

Ognuna di queste Linee Guida meriterebbe di essere commentata anche in relazione ai cosiddetti LARN (Livelli di Assunzione Raccomandati di energia e Nutrienti per la popolazione italiana), presentati dall'INRAN in collaborazione con gli esperti delle maggiori Società Scientifiche italiane, cointeressate alle problematiche nutrizionali di ricerca, di applicazione clinica e di prevenzione.

L'ultima edizione dei LARN è un documento scientifico destinato agli esperti e non direttamente alla popolazione, come invece le Linee Guida, ma è interessante divulgarne alcune affermazioni, anche per la stretta relazione dei LARN con altri documenti, condivisi dalla U.E.

Sulla falsariga di questi elementi tecnici, provenienti da fonti ufficiali, si potrà riassumere quale dovrebbe essere il comportamento del consumatore italiano che voglia conciliare il gusto e le tradizioni alimentari con il rispetto delle regole nutrizionali.

L'obiettivo, solo apparentemente difficile, può essere raggiunto con meno sacrifici di quanto generalmente si immagina, purché alla ragionevole selezione quantitativa e qualitativa degli alimenti, cioè delle «entrate» energetiche, si associ anche l'attenzione per quelle «uscite» energetiche che l'eccesso di sedentarietà ha ridotto negli ultimi decenni oltre ogni possibile compenso fisiologico.

Del resto, questo concetto è prioritario anche nell'impostazione delle Linee Guida dell'INRAN dove figura al primo posto delle 10 raccomandazioni: *«Controlla il peso e mantieniti attivo»*.

Tabella 1.II

Le dieci Linee Guida dell'INRAN per una sana alimentazione italiana

1. Controlla il peso e mantieniti sempre attivo.
2. Più cereali, legumi, ortaggi e frutta.
3. Grassi: scegli la qualità e limita la quantità.
4. Zuccheri, dolci e bevande zuccherate: nei giusti limiti.
5. Bevi ogni giorno acqua in abbondanza.
6. Il sale? Meglio poco.
7. Bevande alcoliche: se sì, solo in quantità controllata.
8. Varia spesso le tue scelte a tavola.
9. Consigli speciali per persone speciali.
10. La sicurezza dei tuoi cibi dipende anche da te.

Cereali, legumi, ortaggi e frutta: gli antiossidanti

Il secondo consiglio delle Linee Guida propone: *«Più cereali, legumi, ortaggi e frutta»*. Questo orientamento vegetariano, con l'incitamento a privilegiare ogni giorno verdure e frutta, è più che opportuno per una popolazione che ha ridotto al minimo l'attività fisica, rispetto all'accresciuta disponibilità di cibo, oltrepassando in particolare i limiti del fabbisogno giornaliero di proteine e di grassi.

Le regole della fisiologia insegnano, invece, che in un'alimentazione equilibrata *(prudent diet)*, almeno il 50-60% delle calorie della razione alimentare deve provenire dai carboidrati *(Tab. 2.I)*.

Ricordiamo, per chiarezza, che esistono i carboidrati *complessi* (tipici dei cereali e dei legumi), a lento assorbimento intestinale, e i carboidrati *semplici* (saccarosio, glucosio, fruttosio), costituiti solo da una o più molecole e perciò di più semplice digestione e di più rapido assorbimento.

E' importante ricordare che i carboidrati della razione alimentare dovrebbero provenire, per la maggior parte (almeno 3/4), dai carboidrati complessi che impegnano il metabolismo glicidico meno bruscamente dei carboidrati semplici. Non più di un quarto dovrebbe derivare dai carboidrati semplici, di cui è un prototipo il saccarosio, il comune zucchero di canna o di barbabietola utilizzato per dolci-

Le regole della fisiologia insegnano che in un'alimentazione equilibrata, almeno il 50-60% delle calorie della razione alimentare deve provenire dai carboidrati.

I carboidrati della razione alimentare dovrebbero provenire, per la maggior parte (almeno 3/4), dai carboidrati complessi che impegnano il metabolismo glicidico meno bruscamente dei carboidrati semplici.

Tabella 2.I

Ripartizione ottimale dei nutrienti della razione alimentare giornaliera per un fabbisogno di 2000 kcal

ENERGIA
2000 kcal

Proteine	Carboidrati	Lipidi
75 g	290 g	65 g
(15% dell'energia)	(55% dell'energia)	(30% dell'energia)

Amido	Carboidrati solubili	Saturi	Mono-insaturi	Poli-insaturi
220 g	70 g	(7% en.)	(18% en.)	(4% en.)

Fibra	Colesterolo
23 g	255 mg

ficare. Questo perché una troppo rapida immissione di glucosio (la molecola più semplice che insieme al fruttosio è la forma finale di utilizzazione dei carboidrati) comporta un'eccessiva stimolazione insulinica con problematiche ormonali e sovraccarico metabolico.

Carboidrati e indice glicemico

Il maggior pregio dei carboidrati consiste nella semplicità della loro molecola che, dopo la digestione e l'assorbimento, non comporta né accumulo di scorie da eliminare (come accade per l'azoto che caratterizza le proteine), né particolare impegno digestivo e metabolico (come per i grassi).

I carboidrati rappresentano la fonte energetica più congeniale alle esigenze cellulari e, forzando il paragone automobilistico, meno «inquinante» per il metabolismo.

Bisogna ricordare, a tutti coloro che vogliono «inventare» diete dimagranti, senza supervisione medica, che abolendo pane, pasta e legumi si introducono meno calorie, ma si alterano quei rapporti proporzionali fra i nutrienti che sono la garanzia del buon funzionamento metabolico.

Quando l'apporto di carboidrati diventa troppo basso l'organismo è costretto, per soddisfare la continua richiesta di glucosio del cervello e di altri organi, a ricavare glucosio dagli amminoacidi glicogenetici ancor prima e meglio che dai grassi, con il risultato di distruggere per motivi energetici prezioso materiale proteico «da costruzione» e di aumentare il lavoro renale per l'espulsione dell'eccesso di azoto.

Attenzione, quindi, a non ridurre proprio la «benzina pulita».

Non bisogna dimenticare che ai cibi ricchi di carboidrati complessi, come legumi, pane e pasta integrali, va anche il pregio di fornire discrete quantità di fibre, solubili e insolubili.

La *fibra alimentare* è un materiale di poco o nessun valore energetico per l'uomo, tuttavia è utile per avviare il senso di sazietà, per modulare i tempi di assorbimento e per favorire la peristalsi intestinale. Tutto ciò viene perduto con un'alimentazione povera di verdure e di frutta; dove i cereali scarseggiano o sono stati troppo raffinati, allontanandone ogni traccia di crusca (pane bianco, largo impiego di farina 00).

Lo zucchero, e quindi i dolciumi, sono il prototipo dei cibi privi di fibre e ipercalorici, da sempre sconsigliati agli obesi e ai diabetici per il cortocircuito perverso dell'insulinoresistenza, iperinsulinemia e quindi obesità e iperglicemia.

Gli studi iniziati negli anni '80 da Woolever, Jenkins ed altri, hanno introdotto il concetto di *indice glicemico* dei diversi cibi amidacei e zuccherini. Cioè, a parità di contenuto di carboidrati totali, alcuni alimenti (legumi, pasta) hanno un più basso *indice glicemico* (ovvero innalzano meno la glicemia) rispetto a patate, pane e riso e richiedono una minima produzione insulinica.

Su questa caratteristica (importante per i diabetici e gli obesi, ma anche per gli sportivi) interferiscono altri fattori tra cui i trattamenti tecnologici e di cucina, ma ancor di più la contemporanea presenza,

La fibra alimentare è un materiale di poco o nessun valore energetico per l'uomo, tuttavia è utile per avviare il senso di sazietà, per modulare i tempi di assorbimento e per favorire la peristalsi intestinale.

come quantità e qualità, di fibre vegetali.

Successivamente Jenkins ha preferito adottare come riferimento il pane al posto del glucosio, tuttavia questa scelta è stata criticata per la relativa variabilità del termine di paragone rispetto allo standard del glucosio.

Alimenti diversi, ma porzionati in modo da contenere un'analoga quantità di carboidrati (50 g) provocano, quando assunti isolatamente, risposte glicemiche differenti. Ciò è dovuto a svariati fattori: natura dei carboidrati (complessi o semplici), prevalenza di amilosio o di amilopectina, struttura fisica dell'alimento, tipo di cottura, presenza e viscosità delle fibre ecc. *(Tab. 2.II)*.

Ovviamente, nel caso di un pasto completo, l'indice glicemico del singolo alimento perde buona parte del suo significato, in relazione alla complessità del bolo e quindi delle interferenze nella velocità di transito, digestione e assorbimento dei carboidrati.

Tabella 2.II

Indice glicemico (IG) di alcuni alimenti, rispetto al pane

ALIMENTI	INDICE GLICEMICO
Glucosio	138
Patate	106
Pane	**100**
Saccarosio	90
Riso brillato	83
Banane	80
Arancia	66
Riso parboiled	65
Uva	62
Spaghetti	59
Mele	53
Ceci, Piselli	50
Fagioli, Lenticchie	42-40

(Mod. da «Dietetica e Nutrizione». G. Fatati, 2007. Il Pensiero Scientifico Editore)

Quanta e quale fibra?

L'assunzione giornaliera di fibra è opportuna, se non proprio indispensabile, anche per la prevenzione di patologie in costante aumento, come l'insorgenza di estroflessioni intestinali (diverticoli) o la stipsi cronica. Tuttavia, un apporto eccessivo di fibra è dannoso negli stati infiammatori acuti dell'intestino (diarrea, colite ulcerosa ecc.) e comunque potrebbe limitare l'assorbimento di sali minerali o di alcuni medicinali. L'assunzione raccomandata di fibra è di circa 30 grammi al giorno. A questo riguardo si può dire che, senza bisogno di consultare complicate tabelle specialistiche, la tipica alimentazione mediterranea, ricca di cereali, legumi e soprattutto di verdure e frutta, fornisce un quantitativo adeguato di fibra alimentare, senza alcun bisogno di ricorrere alle supplementazioni di tipo famacologico.

Non solo vitamine e minerali ma anche antiossidanti

Verdure e frutta associano ai pregi vitaminici e al discreto contenuto di minerali e fibre anche il merito di potenziare le difese organiche e di fornire un patrimonio antiossidante, ovvero la difesa dall'eccessiva formazione di quei *radicali liberi* a cui la ricerca scientifica addebita oggi molte responsabilità nell'invecchiamento e nella degenerazione cellulare.

Le Società scientifiche internazionali che operano nel campo della cardiologia, del metabolismo e dell'oncologia, concordano ormai sulla necessità di aumentare i consumi di verdure e frutta, per le evidenze fornite dagli studi epidemiologici ed in paticolare per ridurre i possibili danni di un eccessivo utilizzo di grassi e di proteine animali. In particolare, la ricchezza di antiossidanti naturali, nelle verdure e nella frutta, sembra in grado di contenere al meglio l'inevitabile formazione di *radicali liberi*, cioè di quei residui dell'attività metabolica che contribuiscono ad un precoce invecchiamento cellulare e al decadimento delle difese organiche.

Da questa evidenza statistica sono derivati ulteriori studi, rivolti a identificare, in particolare, quali specifici elementi della frutta e delle verdure (betacarotene, polifenoli ecc.) concorrono a potenziare le difese organiche anche in senso anticancerogeno. Le risultanze non sono univoche, ma giustificano comunque il consiglio di aumentare i consumi di verdura e frutta (due razioni giornaliere di verdure e due di frutta, nelle quantità fornite abitualmente da un qualunque ristorante italiano, sono forse l'*optimum*). Resta comunque da definire meglio se i vantaggi di protezione e prevenzione derivino da singoli componenti nutrizionali o piuttosto dallo stile alimentare prevalentemente vegetariano.

La raccomandazione di aumentare i consumi giornalieri di verdure e frutta dovrebbe essere raccolta da tutti, ma in particolare dalle madri perché è necessario abituarsi, fin da ragazzi, ad apprezzare verdure e frutta. Inoltre, il messaggio dovrebbe essere raccolto dagli artefici della ristorazione, per garantire a chiunque, anche negli *snack*, nei *fast food*, e nella ristorazione collettiva (scuole, mense aziendali) la possibilità di scegliere le verdure più gradite.

Verdure e frutta associano ai pregi vitaminici e al discreto contenuto di minerali e fibre anche il merito di potenziare le difese organiche e di fornire un patrimonio antiossidante capace di contrastare la formazione e i danni dei radicali liberi.

Quanti grassi, **quali** grassi

Una delle prime raccomandazioni delle Linee Guida, *«Grassi: scegli la qualità e limita la quantità»*, affronta il problema che maggiormente ha turbato le abitudini alimentari non soltanto degli italiani, ma di tutti coloro che il progresso industriale ha messo nella condizione di non poter più bruciare, con l'attività fisica, le molte calorie fornite dai grassi alimentari, rispetto ad analoghi quantitativi di cibi proteici o amidacei.

E' un dato di fatto che l'uomo contemporaneo ingrassa non soltanto per la quasi illimitata disponibilità di cibi ad alta densità calorica, ma anche per il diminuito costo energetico della sua vita, dove la fatica muscolare è stata ormai surrogata e delegata ad ogni genere di strumenti utili.

Lavorare manualmente e vivere in climi freddi, senza un'adeguata protezione, comportava una spesa energetica molto superiore rispetto al lavorare a tavolino, di fronte a un computer, in una stanza climatizzata e con abiti adeguati che riducono al minimo il costo del mantenimento della temperatura corporea!

Un grammo di grasso edibile, indipendentemente dalla qualità e dal sovraccarico epatico, fornisce sempre circa 9 calorie, contro le 4 calorie di un grammo di proteina o di carboidrati. Soltanto l'impropria fonte energetica rappresentata dall'alcol si avvicina, per potenziale energetico (7 calorie per grammo), all'apporto calorico dei grassi.

Tuttavia, il fatto innegabile che i condimenti e i cibi grassi contribuiscano così generosamente al nostro rifornimento quotidiano di energia non è di per sé un pericolo. Al patto, però, che le calorie introdotte controbilancino quelle effettivamente consumate e che nella miscela energetica degli alimenti si rispetti quel rapporto percentuale, fra grassi, proteine e carboidrati, che la fisiopatologia metabolica ci ha indicato come ottimale.

Non per niente i vecchi libri di biochimica e fisiologia dell'alimentazione specificavano che *«i grassi bruciano al fuoco dei carboidrati»*, ma tuttora non è raro visitare negli ambulatori di dietologia pazienti in cheto-acidosi, con bilancio azotato fortemente negativo e corpi chetonici nelle urine, che stanno seguendo diete assurdamente ipoglicidiche nella smania di ottenere un più rapido dimagrimento.

La generica fobia dei grassi, scaturita dalle campagne di prevenzione nei confronti dell'ipercolesterolemia e quindi dell'infarto cardiaco, dell'arteriosclerosi, dell'obesità e di altri stati dismetabolici, ha stravolto il ruolo nutrizionale dei grassi presentandoli quasi come un genere voluttuario e pericoloso. Invece, è soltanto l'eccesso quantitativo e qualitativo dei grassi che va combattuto, ma sempre con la consapevolezza che anche i grassi rappresentano, nelle giuste proporzioni, un nutriente «essenziale» alla vita biologica.

«Grassi:
scegli la qualità e limita
la quantità».

Anche i grassi sono
componenti essenziali
dell'alimentazione
in quanto veicolano
molecole particolari che
altrimenti non
sapremmo assemblare.

Non solo lipofobia e colesterolofobia

Lo stesso colesterolo, nominato ormai con apprensione, quasi fosse un veleno, è una sostanza sintetizzata dall'organismo e presente in tutte le cellule umane, dove svolge funzioni essenziali per la vita! Purtroppo in alcune persone esistono difficoltà genetiche nello smaltimento del colesterolo, aggravate dall'eccessiva introduzione di cibi di origine animale. In questi casi la quantità di colesterolo circolante nel sangue (in particolare la temibile frazione LDL) può aumentare a livelli tali da danneggiare il sistema cardiovascolare. Ma ciò si verifica più spesso in presenza di altri fattori di rischio, quali il fumo, l'obesità, la sedentarietà, lo stress abituale, l'infiammazione e, secondo le ipotesi più recenti, quando i nostri sistemi antiossidanti non proteggono a sufficienza le lipoproteine LDL dall'ossidazione.

Sulla base di molte osservazioni statistico-cliniche è stato documentato che soprattutto alcuni acidi grassi saturi a catena media (laurico, miristico, palmitico), elettivamente, ma non esclusivamente presenti nei grassi di provenienza animale, risultano «aterogeni».

Viceversa, i grassi polinsaturi (soprattutto l'acido linoleico di cui sono ricchi gli oli di semi) e l'acido oleico (acido monoinsaturo prevalente nell'olio di oliva) tendono ad abbassare la colesterolemia.

Gli studi scientifici degli ultimi anni hanno dimostrato che l'acido oleico oltre a far diminuire il livello delle lipoproteine-LDL ha il vantaggio di non modificare e perfino di migliorare la percentuale delle lipoproteine «spazzine» (HDL-colesterolo), a cui spetta il compito di rimuovere l'eccesso di colesterolo dal sangue e dai depositi nelle arterie.

Il primato dell'olio e dei grassi ω-3 dei pesci

Da queste constatazioni deriva il rinnovato e consolidato apprezzamento dei nutrizionisti per l'olio di oliva e, inoltre, per il grasso dei pesci (pesce azzurro, salmonidi, da consumare almeno un paio di volte alla settimana) che ha caratteristiche tali da favorire anche l'abbassamento della trigliceridemia, con migliore fluidità del sangue e quindi minor rischio di trombosi.

Le conclusioni più utili per i consumatori riguardano, quindi, non soltanto la quantità, ma anche la qualità dei grassi alimentari *(Tab. 3.I)*.

Per la quantità è regola accettata da tutti gli specialisti che il totale dei grassi dell'alimentazione (quindi non soltanto i grassi da condimento, ma anche i grassi strutturali e di deposito di alcuni alimenti) non deve superare il 30% delle calorie totali (ma i cardiologi propongono il 25%).

L'aliquota del 30% equivale, per una normale dieta da 2.000 kcal, a un massimo di 600 kcal giornaliere, ovvero a circa 65 grammi di grassi, dato che un grammo di grasso fornisce comunque circa 9 calorie.

Nell'ambito del totale già indicato, la ripartizione percentuale ottimale fra i vari tipi di acidi grassi è quella riportata nella *Tabella 3.II*.

I grassi polinsaturi, ma anche l'acido oleico (monoinsaturo) possono abbassare la colesterolemia, ma con effetti diversi sulle frazioni HDL e LDL.

Tabella 3.I

Contenuto di grassi totali, grassi saturi e colesterolo in alcuni alimenti

ALIMENTI	g di grasso per 100 g di alimento[1]	Peso di una porzione	Contenuto per porzione		
			Grasso	Acidi grassi saturi	Colesterolo
	g	g	g	g	mg
Olio di oliva	100,0	10 (1 cucchiaio)	10,0	1,6	0
Burro	83,4	10 (1 porzione)	8,3	4,9	25
Noci secche	68,1	16[2] (4 noci)	4,1	0,3	0
Nocciole secche	64,1	16[2] (8 nocciole)	4,5	0,3	0
Cioccolato al latte	36,3	4 (1 unità)	1,5	0,9	0,4
Cioccolato fondente	33,6	4 (1 unità)	1,3	0,8	0
Salame Milano	31,1	50 (8-10 fette medie)	15,5	4,9	45
Groviera	29,0	50 (1 porzione)	14,5	8,8	9*
Parmigiano	28,1	10 (1 cucchiaio)	2,8	1,8	9
Mozzarella di mucca	19,5	100 (1 porzione)	19,5	10,0*	46
Prosciutto di Parma	18,4	50 (3-4 fette medie)	9,2	3,1	36
Cornetto semplice	18,3	40 (1 unità)	7,3	4,1*	30
Carne di bovino (punta di petto)	10,2	70 (1 fettina piccola)	7,1	2,2	46
Carne di maiale (bistecca)	8,0	70 (1 fettina piccola)	5,6	2,5	43
Uova	8,7	50 (1 unità)	4,3	1,6	186
Pizza con pomodoro	6,6	150 (1 porzione)	9,9	1,0*	0
Prosciutto di Parma (privato del grasso visibile)	3,9	50 (3-4 fette medie)	2,0	0,7*	36
Latte intero	3,6	125 (1 bicchiere)	4,5	2,6	14
Carne di bovino (girello)	2,8	70 (1 fettina piccola)	1,9	0,6	42
Acciuga o alici	2,6	100 (1 porzione piccola)	2,6	1,3	61
Latte parzialmente scremato	1,5	125 (1 bicchiere)	1,9	1,1	9
Pane	0,4	50 (1 fetta media)	0,2	0,02*	0
Merluzzo o nasello	0,3	100 (1 porzione piccola)	0,3	0,1	50
Latte scremato	0,2	125 (1 bicchiere)	0,3	0,2	3

N.B.: I valori riportati in Tabella sono tratti dalle Tabelle di Composizione degli Alimenti (INRAN–Aggiornamento 2000). Quelli contrassegnati con * derivano dalla Banca dati di Composizione degli Alimenti per studi epidemiologici in Italia, Istituto Europeo di Oncologia, 1998.
[1] parte edibile, ossia al netto degli scarti.
[2] peso lordo.

(Mod. da «Linee Guida per una sana alimentazione italiana», INRAN, 2003)

Tabella 3.II

Ripartizione ottimale della componente lipidica alimentare

Aliquota
- per soggetti sani: fino al 30% delle calorie giornaliere.
- per prevenzione aterosclerotica: tra il 20-25%.

RIPARTIZIONE FRA I DIVERSI ACIDI GRASSI

Acidi grassi saturi	non più del 7-10% delle calorie totali.
Acidi grassi monoinsaturi	fino al 20% delle calorie totali.
Acidi grassi polinsaturi	circa il 7% delle calorie totali. con rapporto ω-6/ω-3 intorno a 6.

E' tramontato, in parte, il successo degli oli fortemente polinsaturi perché la loro capacità di abbassare il colesterolo, diversamente da quanto può fare l'acido oleico, coinvolge anche la frazione protettiva (HDL-colesterolo) e questo senza neppure accennare al problema dell'estrema suscettibilità dei grassi fortemente polinsaturi al degrado dell'ossidazione e ai danni connessi.

Al riguardo, non è una trascurabile avvertenza quella di utilizzare i grassi (specialmente quelli più insaturi) prevalentemente a crudo, per evitare l'alterazione e la produzione di radicali liberi, dovute all'azione del calore e dell'ossigeno dell'aria.

Contrariamente a quanto ritengono ancora troppi consumatori è preferibile utilizzare per le fritture (soprattutto quando si debba rifriggere più volte lo stesso olio - il che, peraltro, non è raccomandabile), non gli oli di semi, fortemente insaturi, ma piuttosto l'olio di oliva o semmai di arachide.

Comunque, l'invito a moderare l'aliquota giornaliera dei grassi saturi non va interpretato, dalle persone sane e fisicamente attive, come una rinuncia al burro, ai formaggi e alle carni, ma è piuttosto un richiamo a limitarne l'uso settimanale rispetto ad altre scelte preferenziali come l'olio di oliva, il pesce, i cereali e i legumi.

Per chi, invece, ha gravi problemi di ipercolesterolemia le restrizioni dovranno essere più severe e prima di passare ai farmaci (le preziose *statine*) potranno risultare utili anche gli alimenti *light* che hanno un patrimonio lipidico notevolmente inferiore a quello degli omonimi cibi tradizionali.

Infine, va fatto un doveroso accenno ai pregi degli acidi grassi polinsaturi della serie ω-3 (detta anche *n-3*), tipici del pesce azzurro e dei salmonidi. In particolare l'acido eicosapentaenoico (EPA) e docosaesaenoico (DHA) sono stati valorizzati in primo luogo dai cardiologi per le riconosciute attività car-

E' raccomandabile utilizzare i grassi (specialmente quelli più insaturi) prevalentemente a crudo, per evitare l'alterazione e la produzione di radicali liberi.

dioprotettive e fluidificanti.

Agli ω-3 competono, però, molte altre attività, genericamente favorevoli, ricollegabili alla loro presenza nella composizione dei fosfolipidi di membrana e quindi al centro di svariati processi fisiopatolgici. In particolare, va ricordato che il DHA rappresenta circa l'8-20% di tutti gli acidi grassi della retina, per cui è spiegabile che una riduzione dei livelli retinici di DHA sia stata associata anche a un'alterata funzionalità del tessuto retinico.

Il DHA (acido docosaesaenoico) rappresenta circa l'8-20% di tutti gli acidi grassi della retina, per cui è spiegabile che una riduzione dei livelli retinici di DHA sia stata associata anche a un'alterata funzionalità del tessuto retinico.

Le **proteine animali** e **vegetali**

Tutti sanno che le proteine svolgono funzioni complesse non solo nel *turnover* cellulare, ma in una serie di funzioni essenziali per la vita biologica e sui libri di divulgazione scientifica ha resistito a lungo l'antidemocratica distinzione fra proteine «nobili», ovvero le proteine complete di origine animale, in contrapposizione alle proteine «incomplete» di origine vegetale.

In realtà le cose stanno diversamente. All'uomo non servono le proteine, ma gli amminoacidi che le compongono. Anzi, se per errore la mucosa intestinale consentisse l'ingresso nel sangue delle molecole proteiche, prima della loro scomposizione in amminoacidi, si verificherebbero spiacevoli reazioni allergiche. Sono necessari, invece, una ventina di amminoacidi, di cui però soltanto otto non possono essere assemblati dai materiali elementari disponibili nell'organismo e debbono essere introdotti preformati.

Le proteine animali offrono sempre e contemporaneamente tutti gli otto amminoacidi, detti appunto «essenziali», insieme agli altri amminoacidi non meno utili, ma comunque ricavabili autonomamente e perciò considerati impropriamente «non essenziali».

I vegetariani sanno bene che il problema può essere aggirato perché le proteine dei cereali ingerite insieme a quelle dei legumi (pasta e fagioli, per intendersi!) compensano sinergicamente la reciproca scarsità di uno o più amminoacidi «limitanti», assicurando così la necessaria completezza finale.

In tempi di povertà e carestie le proteine animali hanno rappresentato, pur se assunte in piccole quantità, un apporto di sicurezza per la sintesi proteica, ma nell'attuale disponibilità di cibo dei Paesi occidentali si è delineato, soprattutto con le carni rosse (un tempo molto più grasse delle cosiddette «carni bianche»), il pericolo di un contemporaneo ed eccessivo apporto di grassi saturi.

Oggi il mito della carne che «fa comunque bene» (ormai rossa o bianca è diventata una distinzione solo commerciale, perché tutte le carni hanno un minor contenuto di grassi per scelte genetiche e mangimistiche degli allevatori) è stato giustamente ridimensionato.

A causa di preoccupazioni di ordine igienico (la «mucca pazza»), ma soprattutto epidemiologico (il grasso saturo concausa aterosclerotica), sta aumentando il numero dei vegetariani, almeno nelle società più evolute. Nulla da obiettare quando si tratta di latto-ovo-vegetariani, ma più di una perplessità quando per ideologia o per discutibili motivazioni salutistiche i vegetariani più intransigenti *(vegani)* negano anche ai figli adolescenti ogni cibo di origine animale, rinunciando così ad una serie di utili apporti collaterali (garanzia di completezza amminoacidica, apporto di complesso B, ferro, zinco, creatina ecc.). Inoltre, l'abolizione volontaria delle proteine animali annulla quel vantaggio nella varietà delle fonti alimentari che l'uomo onnivoro ha dimostrato di avere, nel corso della sua evoluzione, su altre specie animali meno duttili metabolicamente.

Non va ignorato però che le Società Scientifiche internazionali considerano adeguato un apporto giornaliero di 1g di proteina per chilo di peso (ovvero dal 12% al 20% della quota calorica giornaliera), mentre il consumo medio è notevolmente più alto, anche escludendo la moda delle diete dimagranti iperproteiche e l'abuso, ormai abituale (sia da parte degli sportivi professionisti, sia dei dilettanti di ogni età), dei cosiddetti «integratori proteici» nelle palestre e in diverse discipline sportive.

Dall'epidemiologia e dalla sterminata letteratura scientifica sul fabbisogno proteico deriva, come conclusione «evidence based», che la carenza amminoacidica è deleteria (malnutrizione proteico-energetica), ma è pur vero che una somministrazione eccessiva (oltre i 2 g/kg peso) è non solo inutile per chiunque (sportivi compresi), ma alla lunga è verosimilmente dannosa per il conseguente sovraccarico renale ed epatico.

Le Società Scientifiche internazionali considerano adeguato un apporto giornaliero di 1g di proteina per chilo di peso (ovvero dal 12% al 20% della quota calorica giornaliera).

Capitolo 5

I **dolci**: **tentazione** non **impossibile** (nei **giusti limiti**!)

I fanatici dell'alimentazione hanno condannato lo zucchero con un esagerato accanimento, rispetto alla realtà scientifica.

Con la capacità persuasiva della grande pubblicità, si sono inseriti, tra i fustigatori del gusto dolce, anche i produttori di dolcificanti sintetici, fino al punto di colpevolizzare perfino chi si limita a zuccherare qualche caffè o a prendere di tanto in tanto una pasta o un gelato.

Non è mai stato dimostrato che lo zucchero possa essere causa di malattia (neppure nel diabete che ha motivazioni genetiche e ambientali ben più complesse), salvo per quanto riguarda una più diffusa presenza della carie, nei soggetti meno attenti all'igiene orale o più predisposti a causa del pH salivare. Nemmeno l'obesità può essere ridotta semplicisticamente a una golosità per i dolci. La maggior parte dei grandi obesi predilige invece altri cibi, più ricchi di quei grassi che apportano ben 9 calorie per grammo e non soltanto 4 calorie per grammo, come il saccarosio o qualsiasi altro carboidrato semplice o complesso.

E' vero, però, che molti dolci (una famiglia eterogenea, accomunata dal gusto dolce, ma di composizione bromatologica estremamente varia) sono sovraccarichi sia di zucchero che di grassi. In questo caso sarà l'eccesso calorico totale a rappresentare il vero pericolo e non lo zucchero in particolare.

Le già citate Linee Guida dell'INRAN dedicano uno dei capoversi proprio alla dibattuta questione, titolando: *«Zuccheri, dolci e bevande zuccherate, nei giusti limiti».*

Al riguardo c'è una premessa tecnica da non dimenticare: lo zucchero utilizzato per dolcificare (cioè il saccarosio, estratto dalla canna o dalla barbabietola, formato da una molecola di glucosio e una di fruttosio) è un prodotto del tutto naturale, anche se sottoposto a raffinazione. Dal punto di vista nutrizionale la sua molecola verrà facilmente utilizzata, analogamente a quanto accade per il saccarosio della frutta o del miele.

Il problema sta, semmai, nel fatto che la raffinazione ci permette di assumerne quantità eccessive, in poco volume, e come abbiamo ripetuto più volte tutti gli alimenti ad alta densità energetica sono diventati a rischio per le popolazioni troppo sedentarie.

Una normale mela, del peso di 150-170 grammi, contiene non meno di 15-18 grammi di carboidrati semplici, ma apporta anche fibra, vitamine, minerali, ed ha un potere saziante che non è certo paragonabile al corrispettivo dei tre cucchiaini di saccarosio (15 g) con cui potremmo aver dolcificato una bevanda.

Il vero problema nasce, invece, dalla rapidità con cui i carboidrati semplici, e quindi lo zucchero, vengono digeriti e metabolizzati.

Molti dolci sono sovraccarichi sia di zucchero che di grassi. In questo caso sarà l'eccesso calorico totale a rappresentare il vero pericolo e non lo zucchero in particolare.

Il vero problema nasce dalla rapidità con cui i carboidrati semplici, e quindi lo zucchero, vengono digeriti e metabolizzati.

Il glucosio, in particolare, provoca un immediato rialzo della glicemia a cui dovrà corrispondere un'adeguata produzione di insulina, l'ormone pancreatico che regola l'ingresso e l'utilizzazione del glucosio all'interno delle nostre cellule.

I diabetici, com'è noto, non sono in grado di controbilanciare rapidamente il «picco glicemico» provocato dalla zucchero con una quantità sufficiente di insulina e debbono quindi limitare al massimo l'uso dei carboidrati semplici. Tuttavia, la moderna diabetologia ha documentato che piccole quantità di zuccheri semplici, purché rallentate in fase di assorbimento intestinale dalla contemporanea presenza di fibra e di altri nutrienti - come accade in alcuni dolci da forno - e purché utilizzate in alternativa e non in aggiunta ad altri carboidrati complessi, possono essere concesse anche ai diabetici ben controllati.

Abbiamo già accennato che i carboidrati possono e debbono costituire almeno il 50% della nostra alimentazione e in questo ambito è possibile utilizzare, senza pericoli metabolici, anche un 10% di zuccheri semplici. Non va dimenticato, però, che questa aliquota può già essere raggiunta con gli zuccheri della frutta e del latte, senza parlare delle bevande dolcificate industrialmente o di altre che contengono zuccheri semplici (coca-cola, birra, succhi, analcolici).

Le conclusioni che si traggono da queste premesse tecniche consigliano di non demonizzare qualche cucchiaino di zucchero, utilizzato nell'intero arco della giornata, ma di prestare attenzione alla quantità totale degli zuccheri semplici, in base alla frequenza di consumo degli alimenti e bevande dolci. Se il dietologo non può essere d'accordo sul consumo di prodotti ad alto contenuto di saccarosio (caramelle, torroni ecc.) sarà invece più indulgente per quanto riguarda i dolci da forno della tradizione italiana (biscotti, torte non farcite ecc.), dove lo zucchero e i grassi sono minoritari rispetto ai carboidrati complessi della farina.

Una parola va spesa, infine, per i *dolcificanti sintetici*, come l'aspartame o l'acesulfame, certamente preziosi per i diabetici che non sanno rinunciare al gusto dolce nel caffè o in altre bevande, ma quasi sempre inutili o ben poco utili nelle diete ipocaloriche. Non è abolendo un paio di cucchiaini di zucchero che si può fronteggiare un problema complesso, cronico e multifattoriale, come la tendenza all'obesità. Occorrono provvedimenti ben più complessi sull'insieme delle abitudini alimentari e sullo stile di vita. In primo luogo delle contromisure comportamentali e farmacologiche che poco o nulla hanno a che fare con un cucchiaino di zucchero o con un pezzetto di dolce, preso in alternativa al corrispettivo glicidico e calorico del pane, della pasta o di un altro cibo a base di carboidrati complessi.

I dolcificanti sintetici, come l'aspartame o l'acesulfame, sono quasi sempre inutili o ben poco utili nelle diete ipocaloriche.

Capitolo 6

Ridurre il sale: una proposta per tutti

Le raccomandazioni dietetiche degli esperti concordano sull'opportunità di ridurre il consumo giornaliero di sale, ovvero del cloruro di sodio.

L'uomo moderno mangia abitualmente troppo sale rispetto all'effettivo fabbisogno e questa forzatura sembra avere, almeno per certi ceppi etnici e famiglie «sodio-sensibili», una latente pericolosità.

Gli studi epidemiologici dimostrano che dove il consumo del sale non supera i tre grammi giornalieri la popolazione ha mediamente valori più bassi di pressione arteriosa; per questo e per altri motivi le Linee Guida affermano: *«Il sale? Meglio non eccedere»*.

E' innegabile che il sale ha rappresentato, nei secoli, la principale se non l'unica forma di conservazione degli alimenti e ciò ha giustificato la sua diffusione e ha contribuito a tramandarci l'apprezzamento del gusto salato. Tuttavia, sappiamo dalla fisiologia che l'aggiunta di sale, nella misura abituale della cucina italiana, è ingiustificata e certamente eccessiva.

Un esagerato consumo di sale, oltre ad essere concettualmente dannoso, diventa un fattore di rischio per le malattie cardiocircolatorie e un cofattore predisponente al tumore dello stomaco e delle prime vie digestive. In pratica il sodio contenuto naturalmente negli alimenti potrebbe già essere sufficiente alle necessità fisiologiche senza ulteriori aggiunte.

Tra i cibi maggiormente ricchi di sodio *(Tab. 6.I)* vanno elencati i prodotti trasformati (salumi, formaggi stagionati, dadi da brodo, ketchup, salsa di soia, scatolame), ma anche il pane e i prodotti da forno e le acque ricche di sodio possono contribuire, per il loro uso abituale, ad innalzare l'aliquota giornaliera di sodio *(Tab. 6.II)*.

Malgrado il sodio svolga ruoli importanti nell'organismo, il livello raccomandato oscilla mediamente tra 0,6 e 3,5 grammi giornalieri, con la sola eccezione dei lavoratori o degli sportivi sottoposti a copiosa sudorazione, in ambiente caldo-umido.

Bisogna precisare che il sodio rappresenta circa il 40% in peso del comune sale, per cui esiste un consenso internazionale a suggerire un consumo di sale che non superi i 6 grammi giornalieri, cioè la metà di quanto si ritiene che consumi un italiano medio.

Purtroppo, però, non basta salare meno nella propria cucina se poi si è costretti a consumare abitualmente pasti fuori casa, perché i cibi proposti dall'industria della ristorazione hanno un contenuto di sale generalmente molto alto, sia per assecondare il gusto tradizionale, sia per opportunità tecnologiche.

Mangiare senza sale è deprimente per chiunque e lo sanno bene i pazienti nefropatici, gli ipertesi o i portatori di scompenso cardiaco. Ma è pur vero che dopo poche settimane interviene un adattamento che consente anche di apprezzare meglio sfumature gustative soffocate dall'eccesso di sale. Inoltre, esistono aromi e spezie, ma anche salse piccanti del tutto innocue, che possono surrogare l'effetto gustativo del sale.

Tabella 6.I

Alimenti conservati e trasformati ricchi di sale

ALIMENTI	PESO DELL'UNITA' DI MISURA (g)	CONTENUTO PER UNITA' DI MISURA	
		SODIO (g)	SALE (G)
Olive da tavola conservate	35 (5 olive)	0,46*	1,1
Verdure sott'aceto	60 (3 cucchiai da tavola)	0,48*	1,2
Prosciutto crudo (dolce)	50 (3-4 fette medie)	1,29	3,2
Prosciutto cotto	50 (3-4 fette medie)	0,36	0,9
Salame Milano	50 (8-10 fette medie)	0,75	1,9
Mozzarella di mucca	100 (porzione)	0,20	0,5
Provolone	50 (porzione)	0,34	0,9
Formaggino	22 (1 unità)	0,22*	0,6
Parmigiano grattuggiato	10 (1 cucchiaio da tavola)	0,06	0,2
Tonno sott'olio (sgocciolato)	52 (1 scatoletta)	0,16	0,4
Patatine in sacchetto	25 (una confezione individuale)	0,27	0,7
Katchup	14 (1 cucchiaio da tavola)	0,15	0,4
Dadi da brodo	3 (1 quarto di dado)	0,50	1,2

N.B.: I valori di sodio riportati sono tratti dalle Tabelle di Composizione degli Alimenti (INRAN - Aggiornamento 2000). Quelli contrassegnati con * derivano da informazioni ricavate dalle etichette nutrizionali.

(Mod. da «Linee Guida per una sana alimentazione italiana». INRAN, 2003)

Tabella 6.II

Le fonti «nascoste» di sale

ALIMENTI	PESO DELL'UNITA' DI MISURA (g)	CONTENUTO PER UNITA' DI MISURA	
		SODIO (g)	SALE (g)
Pane	50 (1 fetta media)	0,15	0,4
• Pane sciapo	50 (1 fetta media)	tracce*	tracce
Biscotti dolci	20 (2-4 biscotti)	0,04	0,1
Cornetto semplice	40 (1 unità)	0,16*	0,4
Merendina tipo pan di spagna	35 (1 unità)	0,12*	0,3
Cereali da prima colazione	30 (4 cucchiai da tavola)	0,33*	0,8

N.B.: I valori di sodio riportati sono tratti dalle Tabelle di Composizione degli Alimenti (INRAN - Aggiornamento 2000). Quelli contrassegnati con * derivano da informazioni ricavate dalle etichette nutrizionali. Per facilitare la lettura viene riportato l'equivalente in sale ottenuto moltiplicando il contenuto di sodio per 2,5.

(Mod. da «Linee Guida per una sana alimentazione italiana». INRAN, 2003)

Alla popolazione sana non si chiedono rinunce eccessive, ma soltanto la mano più leggera nel salare la pasta o le verdure e un po' di attenzione nella scelta degli alimenti (ad esempio il pane umbro o toscano non è addizionato di sale). La riscoperta di aromi e spezie, ma anche del pepe e ancor meglio del peperoncino può ravvivare le pietanze più del temibile sale.

Attenzione ai *sostituti del sale* che non devono essere impiegati se non per consiglio medico; infatti, potrebbero dimostrarsi utili per un iperteso che stenti ad abituarsi alla riduzione del sale, ma potrebbero essere perfino controindicati per alcuni nefropatici.

E' utile sapere che in Italia, come in altri Paesi europei, le Autorità sanitarie propagandano l'uso del *sale da tavola iodato*, per prevenire e contrastare l'insorgenza del gozzo e la carenza di iodio, diffusa in diverse province del nostro Paese.

Il sale iodato non è altro che sale a cui è stato aggiunto iodio e va consumato, per condire e per cucinare, al posto del sale normale.

Le **bevande alcoliche**: un **problema** di **dosi**

Capitolo 7

«E' la dose che fa il veleno» sosteneva Paracelso e questo concetto, basilare in medicina, legittima anche il capoverso di una della Linee Guida: *«Bevande alcoliche: se sì solo in quantità moderata»*. Anche i LARN, pur trincerandosi dietro la dizione di «quantità ammissibile», aprono spiragli positivi sul moderato consumo di bevande a bassa gradazione alcolica, come il vino e la birra.

Per gli adulti sani il consumo gornaliero «accettabile» si valuta in *Unità Alcoliche* (U.A.) *(Fig. 7.1)*.

Un consumo moderato può essere ipotizzato entro il limite di 2-3 U.A. al giorno (pari a circa 2-3 bicchieri di vino) per l'uomo e di 1-2 U.A. per la donna. Tale quantità, da assumersi durante i pasti, deve essere considerata il limite massimo oltre il quale gli effetti negativi prevalgono su quelli eventualmente positivi.

Purtroppo, i mass media hanno ripreso dalla letteratura scientifica, con enfasi eccessiva, i dati sul favorevole effetto antiossidante e vasoprotettore del vino, soprattutto rosso, ricco di *resveratrolo* e di altri *polifenoli* potenzialmente utili.

Non si debbono precorrere i tempi che occorreranno per approfondire meglio l'argomento o per ri-

Un consumo moderato può essere ipotizzato entro il limite di 2-3 U.A. al giorno (pari a circa 2-3 bicchieri di vino) per l'uomo e di 1-2 U.A. per la donna.

Figura 7.1

Definizione di Unità Alcolica (U.A.)

Una Unità Alcolica (U.A.) corrisponde a circa 12 grammi di etanolo; una tale quantità è contenuta in un bicchiere piccolo (125 ml) di vino, di media gradazione, o in una lattina di birra (330 ml) o in una dose da bar (40 ml) di superalcolico.

L'equivalente calorico di un grammo di alcol è pari a 7 Kcal.

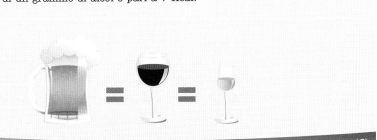

(Mod. da «Linee Guida per una sana alimentazione italiana». INRAN, 2003)

cavarne certezze tali da controbilanciare i pericoli, da sempre noti, dell'abuso di alcol. Ed è bene precisare che se l'approfondimento scientifico dovesse confermare la portata di questi piccoli pregi non sarà mai possibile trasformare, in un quasi farmaco, una bevanda voluttuaria e certamente non priva di pericoli, per chiunque sia portato ad abusarne.

Il fulcro del discorso è che nessun alimento (anche l'alcol è un nutriente energetico) fa bene o fa male in quanto tale, ma a seconda della dose e di come si andrà ad inserire nel contesto dell'intera giornata alimentare.

Al riguardo, bere alcolici ai pasti ha effetti immediati meno evidenti che a digiuno, ma è bene consultare la *Tabella 7.I* per rendersi conto del tempo necessario per smaltire quantitativi crescenti di etanolo, in modo da restare al di sotto dei limiti di alcolemia previsti dalla legge per chi guida.

In un Paese mediterraneo, allietato dalla vite, dall'ulivo e da una grande varietà di frutta e verdure, il consumo del vino fa parte della storia e delle tradizioni, ma richiede necessariamente molta precauzione, per evitare che un consumo «ammissibile» si trasformi in abuso e dipendenza come in passato si è verificato tragicamente, con il cosiddetto «vinismo da osteria».

Per fortuna, il vino ha ormai un consumo sostanzialmente stazionario, ben lontano dalle pericolose vette di pochi decenni fa!. Sembra che gli italiani abbiano imparato a preferire la qualità alla quantità!

Per i più attenti alle calorie va precisato *(Tab. 7.II)* che la gradazione alcolica, riportata sulle bottiglie, è espressa in volumi e non in grammi di alcol (per ottenere la quantità di alcol in grammi basta moltiplicare il grado alcolico per 0,79).

Bere con moderazione non significa soltanto bere poco, ma vuol dire saper scegliere il momento (meglio durante i pasti e non a stomaco vuoto), la quantità (il totale ammissibile va distribuito nella giornata), la bassa gradazione (sui superalcolici il consenso del nutrizionista è difficile e criticabile).

Sarà bene tener conto anche dei pericoli sociali connessi all'uso smodato delle bevande alcoliche e in particolare ai riflessi sulla guida, anche in considerazione dei valori ammessi dal Codice della strada.

Al riguardo, quanto già riportato nella *Tabella 7.I* deve rappresentare un monito e un riferimento per il consumo delle bevande alcoliche e la conseguente alcolemia.

Nessun alimento (anche l'alcol è un nutriente energetico) fa bene o fa male in quanto tale, ma a seconda della dose e di come si andrà ad inserire nel contesto dell'intera giornata alimentare.

Tabella 7.I

Valori indicativi di alcolemia (g di alcol per litro di sangue) in funzione della quantità di alcol ingerito (espressa in U.A.) e del tempo trascorso dall'ingestione (in condizioni di digiuno).

In giallo i valori che superano i tassi consentiti dalla legge per la guida.

	Ore dall'assunzione (uomini)						Ore dall'assunzione (donne)				
U.A.	1	2	3	4	5	U.A.	1	2	3	4	5
1	0,13	0,01	0	0	0	1	0,23	0,10	0	0	0
2	0,38	0,26	0,14	0,02	0	2	0,57	0,45	0,33	0,21	0,09
3	0,63	0,51	0,39	0,27	0,15	3	0,92	0,79	0,67	0,56	0,44
4	0,88	0,76	0,64	0,52	0,40	4	1,26	1,14	1,02	0,91	0,78
5	1,13	1,01	0,89	0,77	0,65	5	1,61	1,49	1,37	1,25	1,1

I valori riportati sono calcolati prendendo in considerazione un peso di 70 kg per l'uomo e 60 kg per la donna.
L'assunzione durante i pasti determina una diminuzione dell'alcolemia all'incirca pari ad una U.A.
Per ottenere i valori raggiungibili dopo i pasti bisognerà quindi diminuire di una unità il numero complessivo di U.A. ingerite.
La formula usata tiene conto del volume di alcol introdotto, del volume di acqua corporea e della capacità dell'organismo di eliminare l'alcol.

(Mod. da «Linee Guida per una sana alimentazione italiana». INRAN, 2003)

Tabella 7.II

Quantità di alcol e apporto calorico di alcune bevande

BEVANDA	GRADO ALCOLICO	MISURA	QUANTITÀ (ml)	ALCOL (g)	CALORIE TOTALI
Vino da pasto	11-13	bicchiere medio	150	13-15	90-110
Birra normale	4-5	lattina	330	11,7	112
Birre speciali	5,5-7,5	lattina	330	14,3-19,5	165-270
Aperitivi	19-22	bicchierino	75	11-13	90-140
Cognac, Whisky	43	bicchierino	50	17	120

Capitolo 8

I **vantaggi** di un'**alimentazione variata** e **ripartita**

Il problema del sovrappeso è diventato così prioritario, in termini di Sanità pubblica, da far dimenticare a troppe persone che l'alimentazione non ha soltanto la finalità di rifornire l'organismo di calorie e quindi di energia, ma ha anche il compito di portare elementi protettivi e plastici, essenziali per la riparazione e la manutenzione della macchina biologica.

Un'alimentazione corretta ed equilibrata deve fornire oltre all'energia chimica potenziale dei cibi anche adeguate quantità di acqua, vitamine e minerali, cioè di elementi del tutto sforniti di valore energetico. Inoltre, occorrono anche nutrienti particolari che l'organismo è incapace di assemblare e che debbono essere assunti in molecole preformate, quali gli amminoacidi essenziali o gli acidi grassi essenziali.

Nessun alimento, da solo, è in grado di soddisfare tutte le esigenze organiche. Neppure il latte, certamente il più vicino alla completezza teorica, può corrispondere compiutamente alle necessità del neonato dopo i primi mesi di vita. Di conseguenza, il modo più semplice per garantire l'apporto di tutti i nutrienti e in particolare di quelli plastici e protettivi, il cui fabbisogno seppure essenziale si limita a quantità relativamente modeste, resta quello di alternare e di variare le scelte alimentari, inserendovi a rotazione i diversi alimenti.

«*Varia spesso le tue scelte a tavola*» è anche una delle raccomandazioni proposte dalle Linee Guida, perché l'epidemiologia ci ha insegnato che un'alimentazione variata, al passo con le stagioni e quindi arricchita di prodotti freschi o per lo meno surgelati, garantisce l'automatica copertura di tutte le tessere che compongono il mosaico di una corretta alimentazione.

Inoltre, la varietà alimentare evita o riduce il pericolo di forzature metaboliche prolungate, come potrebbe verificarsi con un continuo sovraccarico di cibi iperproteici o iperlipidici o iperglicidici. Essa, inoltre, evita o almeno riduce anche il rischio di un'ingestione continuativa sia di sostanze estranee, volutamente o involontariamente presenti perfino negli alimenti definiti «genuini», sia di composti «antinutrizionali» che possono essere contenuti naturalmente in alcuni alimenti.

La prevenzione nutrizionale dei tumori prevede la varietà alimentare come un mezzo semplice, ma utile, per ridurre il rischio di un possibile concorso alimentare all'insorgenza di certe localizzazioni tumorali, in primo luogo di quelle del tratto intestinale, che le statistiche sanitarie denunciano in continuo e considerevole aumento.

La diversificazione delle scelte alimentari attenua questi rischi potenziali ed assicura una migliore protezione dello stato di salute. Gli studi nutrizionali degli ultimi anni hanno sottolineato l'importanza protettiva di molti elementi naturali, presenti soprattutto nelle verdure e nella frutta, come ad esempio le sostanze antiossidanti, largamente presenti nel mondo vegetale.

Senza rifarsi a motivazioni ideologiche è pur vero, dal punto di vista medico-scientifico, che l'alimentazione dell'uomo moderno e sedentario deve accentuare le scelte vegetariane rispetto alla sorpassata sopravalutazione delle carni e in genere di tutti i cibi di origine animale.

Per una visione più concreta del problema è bene ricordare che gli alimenti possono essere suddivisi in pochi gruppi dai quali è opportuno scegliere, di volta in volta, uno o più rappresentanti maggiormente graditi. E' opportuno che nell'arco della giornata tutti i gruppi alimentari *(Tab. 8.I)* concorrano, con uno o più alimenti, a formare la razione alimentare, ma è altrettanto utile che durante la settimana si creino scelte alternative anche all'interno dei cinque gruppi principali.

Ad esempio nel gruppo delle carni, pesci, uova, legumi, è consigliabile che il pesce figuri almeno due volte alla settimana; altrettanto per le uova (anche gli ipercolesterolemici possono mangiare un paio di uova alla settimana); non più di 2 o 3 volte si può ricorrere agli affettati, privilegiando quelli meno grassi (bresaola, prosciutto). In base all'età e al gusto si potranno mangiare da 2 a 4 razioni di carne, ma sarebbe bene recuperare, una o due volte alla settimana, anche il tradizionale piatto unico a base di legumi e cereali (zuppa di pasta e ceci, riso e piselli ecc.) secondo le abitudini della decantata dieta mediterranea.

L'Istituto Nazionale della Nutrizione (oggi INRAN) ha preferito a suo tempo identificare non cinque, ma sette gruppi fondamentali di alimenti in modo da diversificare ancora più dettagliatamente la presenza di nutrienti non calorici, ma ugualmente fondamentali, come vitamine e minerali. Tuttavia, per praticità, è prevalso ormai il raggruppamento in cinque sole famiglie relativamente omogenee *(Tab. 8.I)*, rinunciando alla differenziazione fra verdure e frutta più ricche di vitamina C o di precursori della vitamina A e includendo i legumi secchi nel gruppo delle fonti proteiche.

Il primo passo, per chi voglia adottare un'alimentazione variata ed equilibrata, consiste proprio nel derivare qualcosa da tutti i gruppi alimentari, ma è ovvio che anche l'avvicendamento, nell'ambito dei

I gruppi alimentari facilitano l'equilibrio delle scelte nutrizionali.

Tabella 8.I

I cinque gruppi di alimenti

Gruppo del latte, latticini, yogurt, formaggi

Gruppo delle carni, pesci, uova, legumi secchi

Gruppo dei cereali, loro derivati, e tuberi (patate)

Gruppo dei grassi da condimento, animali e vegetali

Gruppo degli ortaggi (compresi legumi freschi) e della frutta singoli gruppi, darà un ulteriore contributo alla varietà alimentare e quindi alla completezza e all'equilibrio nutrizionale.

Non è la stessa cosa scegliere soltanto carne, ignorando il pesce, perché se l'apporto proteico può essere considerato intercambiabile non può dirsi altrettanto per le diverse caratteristiche della frazione lipidica che nelle carni è prevalentemente satura, mentre nei pesci è costituita soprattutto da particolari acidi grassi polinsaturi, essenziali, dotati anche di uno specifico significato protettivo.

Altrettanto potrebbe dirsi per le differenti varietà di verdure e frutta, prevalentemente ricche di vitamina C (limoni, arance, broccoli ecc.) oppure di carotenoidi e vitamina A (carote, albicocche ecc.).

E' superfluo dilungarsi su una serie interminabile di esempi che, in definitiva, testimoniano e riconfermano l'importanza che può assumere la varietà e l'alternanza delle scelte alimentari per lo stato di salute.

«Bevi ogni giorno acqua in abbondanza»

Al di fuori e al di sopra di ogni «gruppo alimentare» va posta l'acqua: la preziosissima «sorella acqua» senza la quale non può esistere nessuna forma vitale. Per questa primaria necessità le Linee Guida hanno predisposto un apposito capitolo: *Bevi ogni giorno acqua in abbondanza*.

Il 55-60% del peso corporeo di un adulto è rappresentato dall'acqua che costituisce il 75% dei muscoli e degli organi interni.

Considerato che non vi è alcun sistema organico che non sia influenzato dall'acqua è inevitabile che mantenere un corretto «bilancio idrico» tra entrate e uscite è la premessa obbligata per conservare un buono stato di salute. Trattandosi di bilancio idrico non è possibile definire la quantità esatta dei liquidi da ingerire, ovviamente diversa fra uno sportivo esposto alla sudorazione e un sedentario, magari vegetariano e consumatore abituale di minestroni. Tuttavia si può dire che la maggior parte della popolazione adulta dovrebbe bere circa 1,5-2 litri giornalieri di acqua.

La sete è la sentinella più rigorosa della disidratazione, ma è noto che nei bambini e negli anziani questo prezioso e irrinunciabile segnale è ritardato, rispetto all'adulto e quindi va anticipato. Tutto ciò soprattutto nelle stagioni più calde perché anche la perdita, apparentemente modesta, di un 1-2% del nostro patrimonio idrico è avvertita negativamente da tutto l'organismo, come ben sanno gli sportivi che devono prevenire la disidratazione per salvaguardare la loro efficienza e resistenza allo sforzo.

Un'alimentazione equilibrata e variata prevede non soltanto il contributo di tutti i sette gruppi alimentari, ma anche una frequente alternanza all'interno di ciascun gruppo di alimenti.

La maggior parte della popolazione adulta dovrebbe bere circa 1,5-2 litri giornalieri di acqua.

Parte II

Nazareno Marabottini

L'**Alimentazione** e le **Malattie Oculari**

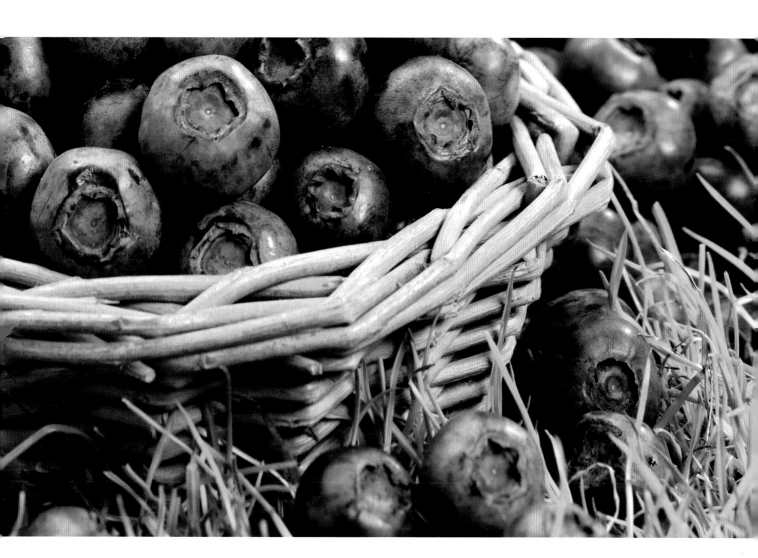

L'occhio può essere danneggiato
dai **radicali liberi**

L'organismo spende molta energia per mantenersi efficiente: per funzionare bene le molecole che lo compongono devono essere sempre nuove e senza danni. Nonostante questo, il nostro corpo invecchia perché i danni non riparabili si accumulano nel tempo. La più importante causa di danno alle strutture dell'occhio è lo stress ossidativo provocato dai radicali liberi[1].

Per mantenere integro l'occhio, farlo funzionare bene e difenderlo dall'invecchiamento dobbiamo fornire alcune sostanze con l'alimentazione. Adesso vediamo meglio come sono fatte le strutture più sensibili dell'occhio *(Fig. 1.1)* e di quali sostanze hanno bisogno.

La cornea e il vitreo

La cornea è spessa solo mezzo millimetro ma è abbastanza rigida e solida; contiene molte cellule, che però sono orientate in modo da non ostacolare il passaggio della luce. Il vitreo è gelatinoso e contiene molta acqua. La cornea e il vitreo sono strutture che sembrano molto diverse tra loro ma ne parliamo insieme perché contengono lo stesso tipo di molecole: sono composti da una rete di collagene con gli spazi riempiti da glicosaminoglicani (GAG). Il GAG più comune è l'acido ialuronico.

Il cristallino

Il cristallino è la lente più importante dell'occhio. Durante il suo sviluppo cresce in strati che si sovrappongono e non vengono sostituiti, quindi nell'area centrale del cristallino ci sono ancora le proteine presenti alla nascita. Lo stress ossidativo, favorito da fumo, diabete ed esposizione alla luce, danneggia queste proteine e provoca l'insorgenza della cataratta. Il più importante meccanismo di protezione del cristallino è basato sul glutatione[2] e sulla presenza della luteina.

La retina

Grazie alla vitamina A, i coni e i bastoncelli (detti anche fotorecettori) quando vengono stimolati dalla luce inviano un segnale elettrico al cervello. I fotorecettori sono appoggiati sull'epitelio pigmentato retinico (EPR) che trasporta verso di loro gli elementi nutritivi ed elimina le loro scorie. L'EPR si appog-

Per difendere l'occhio dobbiamo alimentarci correttamente
La cornea e il vitreo contengono collagene e acido ialuronico
Il cristallino contiene la luteina.

---

[1] I radicali liberi sono delle molecole altamente instabili in grado di danneggiare le strutture con cui vengono a contatto. Possono formarsi durante il metabolismo normale o in seguito all'esposizione a fattori tossici. L'ossigeno è la sostanza che più facilmente da origine a radicali liberi.

[2] Il glutatione è una piccola proteina formata da tre amminoacidi: glicina, cisteina e acido glutammico. Ha capacità antiossidanti che vengono sfruttate da alcuni enzimi protettivi.

Figura 1.1

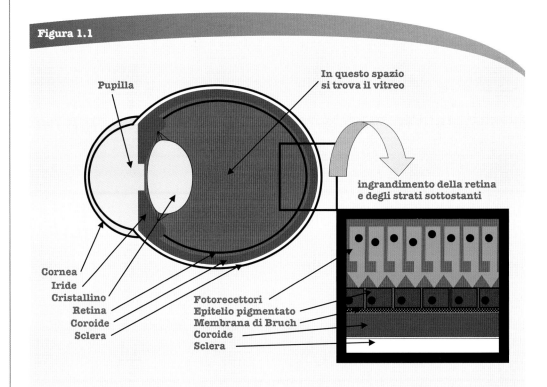

Pupilla

In questo spazio
si trova il vitreo

ingrandimento della retina
e degli strati sottostanti

Cornea
Iride
Cristallino
Retina
Coroide
Sclera

Fotorecettori
Epitelio pigmentato
Membrana di Bruch
Coroide
Sclera

L'occhio ha una forma rotondeggiante. Se lo guardiamo in sezione scopriamo che è composto da 3 strati. Il più esterno è un guscio protettivo biancastro, chiamato sclera; nella porzione più anteriore il guscio protettivo è trasparente e si chiama cornea. La sclera protegge uno strato intermedio, chiamato coroide, che contiene arterie e vene; la parte anteriore della coroide è l'iride. Dietro l'iride è posizionato il cristallino. Lo strato più interno è la retina (il fondo dell'occhio) che contiene molti tipi di cellule: le più importanti sono i fotorecettori, cioè i coni e i bastoncelli; questi sono a contatto con un particolare tipo di cellule chiamate epitelio pigmentato retinico (EPR); l'EPR si appoggia su una struttura chiamata membrana di Bruch. La zona centrale della retina è la più importante e viene chiamata macula. Tra il cristallino e la retina c'è uno spazio, occupato da una sostanza gelatinosa chiamata vitreo.

gia a sua volta sulla membrana di Bruch. Il segmento esterno dei fotorecettori, che si usura durante la funzione visiva, viene eliminato dall'EPR con un processo che si chiama fagocitosi[3]. Sia i fotorecettori che le cellule dell'EPR non vengono mai rinnovati durante la vita.

Tutte le membrane delle cellule sono composte principalmente da lipidi e colesterolo (grassi). Le cellule della retina sono particolarmente ricche di acidi grassi polinsaturi. Purtroppo i grassi polinsaturi sono molto sensibili ai radicali liberi. A scopo protettivo nello spessore delle membrane cellulari dei fotorecettori sono collocate la luteina e la zeaxantina, molecole pigmentate della famiglia dei carotenoidi che vengono chiamate pigmenti maculari.

Le membrane dei fotorecettori danneggiate dai radicali liberi si dicono perossidate: non funzionano bene e l'EPR deve eliminarle. Nel farlo, le cellule dell'EPR si caricano di scorie che non riescono a smaltire completamente. Per questo le accumulano a livello della membrana di Bruch, creando delle strutture chiamate drusen. Inoltre le cellule dell'EPR durante questa funzione possono degenerare e morire, creando altre scorie. Le cellule rimanenti diventano più larghe, per cercare di mantenere il contatto fra loro e coprire gli spazi lasciati vuoti; può accadere che le cellule non riescano ad allargarsi abbastanza e che rimangano alcune aree scoperte. L'assenza di EPR toglie il nutrimento ai fotorecettori che si atrofizzano, provocando una malattia chiamata degenerazione maculare legata all'età (DMLE) di tipo atrofico.

I radicali liberi causano lo stress ossidativo

Le cellule del nostro organismo creano continuamente radicali liberi: servono per produrre energia, per difendersi dai batteri e per molte altre cose. I radicali liberi prodotti normalmente vengono però tenuti sotto controllo con enzimi[4] e sostanze protettive. L'inquinamento ambientale e l'esposizione alla luce, ma anche il normale invecchiamento, in presenza di energia agiscono sull'ossigeno presente nelle cellule creando radicali liberi in eccesso che mettono in difficoltà le cellule: questo evento si chiama stress ossidativo.

Nell'occhio la causa più frequente di stress ossidativo è il danno fotochimico ossidativo: la luce stessa che serve per la vista può agire come fonte di energia e produrre radicali liberi, danneggiando sia l'EPR che i fotorecettori. Oltre a questo dobbiamo ricordare che anche la fagocitosi comporta la formazione di radicali liberi che possono sfuggire al controllo delle cellule e danneggiarle.

Nella retina le molecole più sensibili allo stress ossidativo sono gli acidi grassi polinsaturi delle membrane cellulari. La regione centrale della retina (che si chiama macula) è quella più sensibile, soprattutto negli anziani.

I fotorecettori contengono acidi grassi polinsaturi e luteina. L'EPR elimina le membrane danneggiate dei fotorecettori

Nell'occhio lo stress ossidativo può iniziare dopo esposizine alla luce. La macula è molto sensibile allo stress ossidativo.

[3] La fagocitosi è il meccanismo che consente alle cellule di inglobare al proprio interno porzioni di altre cellule (o anche cellule intere) e digerirle con appositi enzimi. Serve per esempio ai globuli bianchi per eliminare i batteri, ma può essere utilizzata da cellule specializzate per eliminare cellule o parti di cellule danneggiate, come nel caso dell'EPR.

[4] Un enzima è una proteina capace di attivare una reazione chimica per modificare una molecola trasformandola in un'altra, senza venire modificata durante la reazione.

Alcuni enzimi
ci proteggono dallo
stress ossidativo
Per fabbricare
gli enzimi servono
minerali specifici.

Come ci proteggiamo dallo stress ossidativo?

Più aumenta lo stress ossidativo più aumenta la concentrazione di fattori antiossidanti a scopo protettivo *(Fig. 1.2)*. L'organismo si protegge dai radicali liberi sia fabbricando enzimi specifici sia introducendo con l'alimentazione sostanze che hanno azione antiossidante diretta.

Gli enzimi antiossidanti sono presenti in tutti i tessuti del nostro organismo. Nell'occhio il più importante è l'enzima SOD (super ossido dismutasi) che può lavorare accoppiato con l'enzima CAT (catalasi) oppure con l'enzima GSH-Px (glutatione perossidasi) che sfrutta il glutatione per funzionare *(Fig. 1.3)*. Questa catena di enzimi è fondamentale nell'occhio proprio per difendersi dal danno fotochimico ossidativo. Per fabbricarli servono alcuni minerali fondamentali: lo zinco serve come costituente per la SOD e la CAT, il selenio per la GSH-Px, il rame e il manganese ancora per la SOD. L'EPR protegge la retina dal danno ossidativo e contiene un elevata concentrazione di tutti questi enzimi.

Le sostanze in grado di eliminare direttamente i radicali liberi sono chiamate *scavenger*: essi agganciano il radicale libero e lo rendono innocuo, trasformandosi però chimicamente. La vitamina E è una

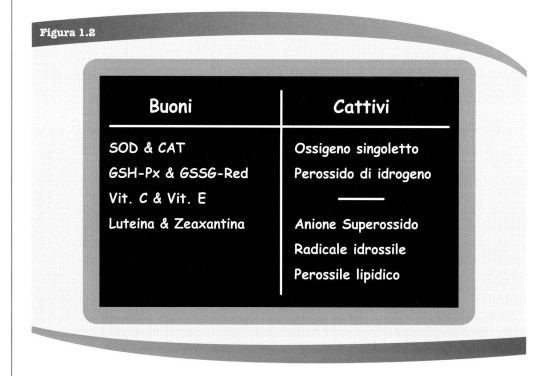

Figura 1.2

Buoni	Cattivi
SOD & CAT	Ossigeno singoletto
GSH-Px & GSSG-Red	Perossido di idrogeno
Vit. C & Vit. E	
Luteina & Zeaxantina	Anione Superossido
	Radicale idrossile
	Perossile lipidico

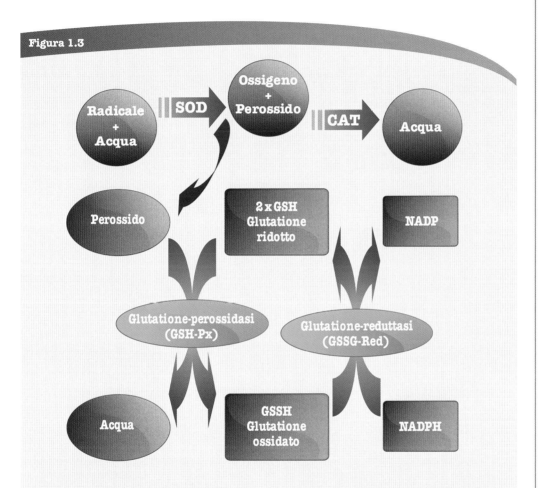

Figura 1.3

Gli **enzimi** che agiscono contro i radicali liberi funzionano come una catena di montaggio. L'enzima Superossido Dismutasi (SOD) elimina l'anione superossido (un radicale libero) e lo trasforma in ossigeno e perossido d'idrogeno (l'acqua ossigenata). Quest'ultimo viene eliminato o dall'enzima Catalasi (CAT), oppure dall'enzima Glutatione Perossidasi (GSH-Px) a spese del glutatione che si ossida. L'enzima Glutatione Reduttasi (GSSG-Red) rigenera il glutatione utilizzando il NADP, un elemento dei normali processi energetici cellulari.

di queste sostanze e funziona accoppiata alla vitamina C che la rigenera e la rende disponibile per una nuova reazione chimica *(Fig. 1.4)*. Anche i pigmenti maculari, e i carotenoidi più in generale, sono *scavenger*; oltre a questa funzione sono in grado di effettuare una azione protettiva chiamata *quenching*, cioè trasformano in calore l'energia contenuta nei radicali liberi senza però modificarsi chimicamente *(Fig. 1.5)*. Per difendersi dai radicali liberi bisogna quindi assumere con l'alimentazione una quantità adeguata di antiossidanti e di minerali specifici.

Gli scavenger
eliminano direttamente
i radicali liberi.

Figura 1.4

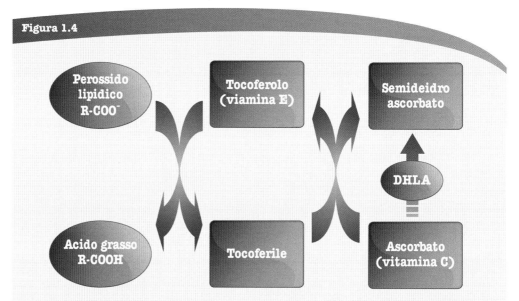

Gli **scavenger** per via della loro struttura ricca di elettroni neutralizzano i radicali liberi sia donando loro un elettrone sia formando con loro legami covalenti. Questo tipo di processo però coinvolge la struttura chimica della molecola e porta in ultimo alla sua distruzione. La vitamina E è in grado di neutralizzare i danni provocati dai radicali liberi che si formano nell'occhio per l'effetto fototossico; per questo motivo ha un effetto protettivo contro i danni da esposizione della retina alla luce. La sua azione contrasta la perossidazione lipidica, cioè il danno alle membrane cellulari ricche di acidi grassi polinsaturi, come la retina. La vitamina E preleva un elettrone dagli acidi grassi polinsaturi ossidati e li rigenera; per fare questo passa dalla sua forma usuale chiamata tocoferolo a quella chiamata tocoferile; la sua forma inattiva viene riattivata dalla vitamina C che si modifica a sua volta e viene anch'essa in seguito riattivata dall'acido diidrolipoico (DHLA).

Figura 1.5

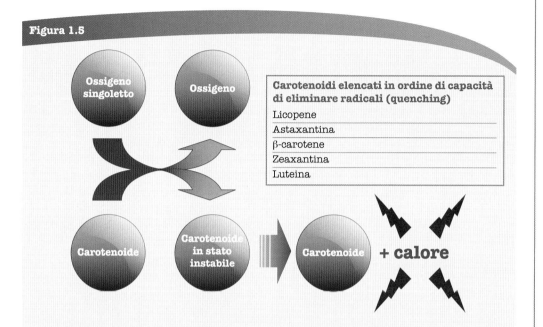

Carotenoidi elencati in ordine di capacità di eliminare radicali (quenching)
Licopene
Astaxantina
β-carotene
Zeaxantina
Luteina

I pigmenti maculari sono scavenger e ci proteggono con il quenching.

Il **quenching** è una modalità di eliminazione dei radicali liberi tipica dei carotenoidi. I radicali liberi vengono inattivati perché il loro eccesso di energia viene trasferito alla struttura dei carotenoidi, ricca di elettroni; questa energia porta la molecola del carotenoide verso uno stato instabile; l'energia in eccesso viene rilasciata sotto forma di calore e il carotenoide ritorna allo stato normale precedente. Questo meccanismo è di tipo fisico, non chimico, per cui la struttura della molecola non viene modificata: il carotenoide rimane intatto e può essere utilizzato più volte.

Come nutrirsi in modo adeguato e considerare gli integratori

Seguite le «Linee guida per una sana alimentazione italiana» e cercate di migliorare la qualità della alimentazione.

Per avere uno stile di vita sano dobbiamo effettuare una regolare attività fisica, controllare la quantità e qualità della nostra alimentazione e soprattutto non dobbiamo fumare. Alcuni studi dicono che l'attività fisica che si svolge nel tempo libero è benefica anche se molto faticosa, mentre un lavoro fisicamente faticoso non è di alcun beneficio. La dieta mediterranea è estremamente piacevole da seguire e mantiene bassi i livelli di colesterolo e di omocisteina, riducendo così i fattori di rischio cardiovascolare. Purtroppo la dieta degli italiani non è sempre molto mediterranea: si tende a mangiare troppa carne e poca frutta e verdura. Le «Linee guida per una sana alimentazione italiana» raccomandano controllo del peso e attività fisica, maggiore introduzione di cereali, legumi, ortaggi e frutta, limitazione della quantità e scelta nella qualità dei grassi, limitazione dell'apporto di carboidrati, attenzione a garantire una adeguata introduzione di acqua, di poco sale e consumo di alcol in quantità controllata; per finire viene consigliato di variare molto le scelte a tavola.

Oltre ad avere una vita sana, può essere utile aumentare i fattori protettivi e diminuire quelli di rischio, integrando l'alimentazione con vitamine, minerali specifici e sostanze con azione antiossidante. Ma esiste un modello ideale di integratore nutrizionale per l'occhio? Potrebbe essere utile per chi ha una familiarità per occhio secco, cataratta, glaucoma, degenerazione maculare e altro ancora. Soprattutto potrebbe essere utile sapere se l'integrazione nutrizionale, oltre ad avere una azione preventiva, ha anche una funzione terapeutica in alcune fasi di malattia conclamata. Una pillola di integratore però non può sostituire un pasto. Nei paesi sviluppati non dovrebbe esserci necessità di una integrazione nutrizionale, almeno nei soggetti sani, quindi se l'alimentazione è insufficiente deve essere migliorato il tipo di cibo, modificando le abitudini. Al contrario una integrazione alimentare diventa essenziale per trattare le forme di malnutrizione.

Il mercato degli integratori è comunque in continua espansione. Chi acquista integratori spesso cerca qualche forma di protezione da malattie gravi, qualcuno cerca il miglioramento delle proprie prestazioni fisiche ma c'è anche chi ascolta promesse scientificamente infondate. Sia da parte dei medici che dei pazienti esiste una grande aspettativa e proprio per questo è necessario muoversi con prudenza. Ricordiamo che i supplementi dietetici non proteggono contro gli effetti deleteri di alcol e fumo, semmai questi ultimi interferiscono con la normale alimentazione. Contro gli effetti dello stress della vita quotidiana non è prevista una necessità maggiore di nutrienti, semmai andrebbero aumentati il sonno e le ore di relax.

Gli integratori sono alimenti che spesso derivano da piante: nonostante questa origine naturale possono avere effetti collaterali. Inoltre mentre un adeguato apporto di vitamine è benefico, una dose elevata può essere nociva; e ancora ricordiamo che i nutrienti interagiscono tra loro e l'integrazione di uno può comportare lo squilibrio di un altro. Esistono comunque molti studi attendibili che riportano l'effetto benefico della integrazione nutrizionale: in molti casi non si tratta esattamente di una integrazione per colmare una carenza ma di una vera e propria super-supplementazione.

Come dobbiamo prendere in considerazione le notizie su questo tipo di terapie? Sicuramente con attenzione e buonsenso, come vale per qualunque valutazione scientifica. Se vediamo un articolo sull'argomento cerchiamo di leggere qualcosa di più del titolo. Ricordiamo che un solo studio non è mai abbastanza; cerchiamo sempre altri studi a conferma o smentita. Non lasciamoci esaltare da risultati preliminari e prendiamoli per quello che sono, in attesa di ulteriori studi. Molti studi sono effettuati su modelli animali o addirittura in vitro, nelle provette di un laboratorio, per cui i risultati non sempre possono essere applicati all'uomo. E' necessario dare l'esatto peso alle parole e non saltare alle conclusioni.

Quindi cerchiamo certamente di proporre uno stile di vita sano e se necessario una adeguata integrazione, tenendo presente che la integrazione nutrizionale non può dare una risposta immediata al nostro bisogno di salute ma fornisce risultati nel corso del tempo.

L'integrazione nutrizionale sembra avere effetto benefico su alcune malattie.

Capitolo 3

Il **rapporto** tra l'**alimentazione** e le **malattie** dell'**occhio**

L'occhio secco

L'occhio secco trae beneficio dall'uso di lacrime artificiali Gli ω-3 e la vitamina A migliorano la funzione delle lacrime.

L'occhio secco è un disordine della superficie oculare associato con una deficienza nella quantità o nella composizione delle lacrime con o meno eccessiva evaporazione. E' accompagnato da infiammazione, disturbi visivi e discomfort. La terapia più utilizzata al mondo consiste nell'uso di lacrime artificiali: si tratta di un palliativo che non cura realmente la malattia ma allevia i sintomi per breve tempo. Sono sotto studio numerosi agenti terapeutici e anche la terapia nutrizionale.

La carenza di vitamina A provoca una grave forma di occhio secco. Questo tipo di malattia era frequente molti secoli fa mentre oggi si verifica in caso di malnutrizione nelle regioni povere del pianeta o in seguito a guerre o carestie. Nella popolazione ben nutrita delle nostre aree geografiche non sono presenti particolari problemi, comunque si raccomanda sempre il controllo del rapporto corretto nella introduzione di proteine, grassi e zuccheri, di aumentare l'apporto di vitamina A (verdure), di zinco e folati (alimenti integrali e legumi), assicurare un adeguato apporto di vitamina B6 (noci, banane, fagioli) e di vitamina C (agrumi); alcol e caffeina andrebbero eliminati mentre il consumo di sale andrebbe ridotto. Non deve essere dimenticato che le lacrime sono comunque costituite di acqua per la maggior parte ed è quindi essenziale una adeguata idratazione dell'organismo. La somministrazione di antiossidanti migliora la funzione lacrimale, e la stabilità del film lacrimale. Sembra efficace una terapia combinata con vitamine A e B6 ed olio di primula, che contiene acidi grassi essenziali ω-3 e ω-6. Recentemente è stata studiata la assunzione di ω-3 e ω-6 in pazienti affetti da artrite reumatoide e si è dimostrata efficace nell'alleviare i sintomi da occhio secco.

ELEMENTI CARDINE: *acqua, ω-3 e ω-6, vitamina A, vitamina C.*
ALIMENTI CARDINE: *acqua, salmone, sgombro, tonno, olio di primula, noci, fegato, uova, latte intero, agrumi.*

La degenerazione vitreale

La degenerazione vitreale è innescata anche da invecchiamento e radicali liberi Bere acqua migliora la struttura del vitreo.

Il vitreo è una struttura gelatinosa, formata da una rete di fibre collagene e acido ialuronico, al cui interno è contenuta una grande quantità di acqua. Con l'invecchiamento e l'azione dei radicali liberi, le fibre si addensano e si frammentano, lasciando nella struttura del vitreo delle cavità che diventano sempre più ampie con il passare degli anni e in cui galleggiano le fibre collagene residue. Quando si guarda contro uno sfondo chiaro e luminoso come una parete di colore chiaro o il cielo o un paesaggio innevato, questi addensamenti fanno ombra sulla retina, vengono notati e spesso descritti dai pazienti come mosche volanti. Queste modifiche del vitreo iniziano in giovane età, intorno ai 20 anni, ma vengono percepite di solito più avanti intorno ai 40-50 anni; nei miopi questo tipo di processo degenerativo si realizza prima.

Dato che il vitreo è costituito da moltissima acqua, viene alterato dai farmaci diuretici che ne riducono la componente acquosa. La semplice assunzione di liquidi favorisce la reidratazione del vitreo, lo espande nuovamente diminuisce la percezione dei corpi mobili, con un miglioramento evidente dei sintomi.

Il collagene e l'acido ialuronico presenti nel vitreo sono di origine endogena e non introdotti con la dieta. La assunzione dei loro costituenti (ac. glucuronico, N-acetilglucosamina, glicina, prolina, lisina) con la alimentazione normale o con una supplementazione dovrebbe fornire in linea di principio il materiale per un adeguato turnover dei costituenti del vitreo. Infine, per influire sulla evoluzione delle alterazioni vitreali è importante agire sul controllo dello stress ossidativo: alcune sostanze come la vitamina C e i bioflavonoidi hanno una azione inibente aspecifica.

ELEMENTI CARDINE: *acqua, collagene, acido ialuronico, vitamina C, flavonoidi.*
ALIMENTI CARDINE: *acqua, alimenti proteici in genere, agrumi, frutti di bosco.*

La cataratta

Il cristallino è una delle lenti dell'occhio ed è costituito principalmente da proteine ed acqua; queste proteine non vengono mai sostituite dal momento della nascita e possono essere danneggiate da fattori diversissimi tra loro, prima di tutto l'invecchiamento, ma anche traumi, farmaci, radiazioni. In questo modo il cristallino diventa meno trasparente e dà luogo a una malattia chiamata cataratta. La cataratta legata all'età è la più importante causa di cecità nel mondo. La cataratta può comportare una variazione della gradazione degli occhiali, abbagliamento e diminuzione della capacità visiva da lontano, mentre spesso si continua a vedere bene da vicino. Con il tempo i disturbi impediscono il lavoro e la normale vita di relazione per cui diventa necessario un intervento chirurgico. Oggi la cataratta viene frammentata con una sonda a ultrasuoni[1] e aspirata attraverso una piccola incisione; al posto del cristallino opacizzato viene impiantata una lente di materiale sintetico.

Lo sviluppo della cataratta non è solo collegato all'invecchiamento ma anche allo stile di vita, per esempio il fumo la favorisce. Nel mondo la chirurgia della cataratta è l'intervento più eseguito sulle persone che hanno più di 65 anni. Il costo economico per la società è elevato persino nel mondo industrializzato, è facile immaginare che diventa un fattore critico nei paesi in via di sviluppo. Si è calcolato che se si ritardasse l'insorgenza della cataratta di 10 anni diminuirebbe del 50% la necessità della chirurgia.

Lo stress ossidativo favorisce la cataratta e nel cristallino i fattori protettivi principali sono il glutatione e la luteina. Con l'alimentazione possiamo assumere l'acido lipoico, una sostanza che rigenera il glutatione e la vitamina C, ma soprattutto possiamo assumere la luteina, l'unico carotenoide presente nel

La cataratta è la causa più frequente di cecità. Lo stress ossidativo favorisce la cataratta. La luteina protegge il cristallino dallo stress ossidativo.

---

[1] Molti pazienti sono convinti che l'apparecchiatura per operare la cataratta sia un laser. Effettivamente nella storia alcuni laser sono stati utilizzati per operare la cataratta ma non hanno avuto molta diffusione. La cataratta attualmente si opera quindi con gli ultrasuoni.

cristallino, che oltre ad essere un potente antiossidante è in grado di schermare la luce, proteggendo sia il cristallino stesso che la retina.

Per questi motivi numerosi studi hanno riguardato l'aspetto nutrizionale indagando le abitudini alimentari di migliaia di persone. Tra gli studi più sorprendenti e curiosi ne ricordiamo uno in cui sono state valutate per 8 anni le abitudini alimentari di 36mila professionisti americani di mezza età, un altro che ha studiato per anni le abitudini alimentari di un'intera cittadina degli USA, Beaver Dam. Uno studio ancora ha valutato le abitudini alimentari dei medici americani ed un altro quelle delle infermiere. In tutti si è visto che chi assumeva una elevata quantità di luteina con la dieta aveva un rischio inferiore di sviluppare la cataratta. Anche assumere vitamina E comportava una riduzione del rischio.

I risultati di questi studi sembrano confortanti riguardo all'idea di una supplementazione di fattori nutrizionali per la riduzione del rischio di cataratta. Il più importante studio americano sulla supplementazione alimentare nella prevenzione delle malattie è però l'*Age Related Eye Disease Study* (AREDS) che dopo 7 anni di *follow-up* non ha dimostrato alcun apparente effetto della supplementazione alimentare sul rischio di sviluppare la cataratta.

ELEMENTI CARDINE: *glutatione, luteina.*

ALIMENTI CARDINE: *asparagi, patate, pomodori, zucca, zucchine, peperoni, carote, spinaci, pesche, agrumi, fragole, avocado, melone, cocomero.*

Il glaucoma

Il nervo ottico trasmette al cervello le informazioni visive. Nel glaucoma il nervo ottico viene danneggiato dalla pressione oculare troppo alta e dalla cattiva irrorazione sanguigna. Per questo motivo il campo visivo si riduce, cioè la parte di mondo che l'occhio riesce a vedere diminuisce sempre più fino ad arrivare alla cecità assoluta. Per evitare questo evento gravissimo si può intervenire su ciascuno di questi elementi: la pressione oculare, la circolazione del sangue e la protezione dei neuroni[2] del nervo ottico.

Il controllo della pressione oculare è farmacologico o chirurgico: ridurre la pressione oculare previene o comunque ritarda i danni nei pazienti glaucomatosi però non è sempre sufficiente a proteggere tutti i pazienti. In molti pazienti con glaucoma, un afflusso sanguigno inefficace al nervo ottico può essere estremamente dannoso, nonostante una pressione oculare non elevata. La circolazione del sangue a livello oculare può essere migliorata con la somministrazione di magnesio e con l'assunzione di cioccolata fondente e acidi grassi ω-3. Il Ginkgo biloba è un potenziale farmaco per il trattamento del glaucoma perché, oltre a migliorare la circolazione anche a livello oculare, sembra migliorare il campo visivo ed ha anche dimostrato capacità protettive contro la morte delle cellule nervose.

Il più recente aspetto della terapia del glaucoma riguarda proprio la neuroprotezione, cioè l'uso di sostanze che prevengono, rallentano o annullano la morte dei neuroni indipendentemente dalla causa. Possono essere utili le terapie che si sono dimostrate efficaci nella sclerosi laterale amiotrofica (SLA), nel-

---

[2] I neuroni sono le cellule che formano i nervi.

l'Alzheimer e nel morbo di Parkinson. Per questo da molti anni si utilizzano gli estratti del ginkgo biloba e recentemente è stato utilizzato un potente flavonoide estratto dal tè verde, l'epigallocatechingallato. La fosfatidilcolina (o lecitina) è un fosfolipide complesso presente nelle membrane cellulari e nelle strutture nervose; è una sostanza presente nella soia ed utilizzata nell'industria alimentare come addensante. La sua costituente principale, la colina, è stata studiata specificamente per l'applicazione nel glaucoma: raggiunge il sistema nervoso centrale ed esercita effetto di neuroprotezione in condizioni di ischemia cerebrale e anche nel glaucoma dove è stato osservato un miglioramento della funzione visiva.
ELEMENTI CARDINE: *ginkgo biloba, citicolina, epigallocatechingallato.*
ALIMENTI CARDINE: *ginkgo biloba, soia, tè verde.*

Ginkgo biloba, citicolina, epigallocatechingallato sono neuroprotettori utilizzati nel glaucoma.

La degenerazione maculare legata all'età senile

Nei paesi industrializzati la degenerazione maculare legata all'età senile (DMLE) rappresenta la maggiore causa di cecità legale per la popolazione con più di 55 anni[3]. La malattia è destinata ad aumentare, se non altro per l'aumento dell'età media. La DMLE per fortuna non rende completamente ciechi ma riduce la capacità di utilizzare la vista per leggere, lavorare o guidare la macchina, quindi in genere riduce grandemente l'indipendenza delle persone.
La DMLE è una malattia degenerativa che colpisce le persone con età superiore a 50 anni. Durante la sua fase precoce nell'area centrale della retina (detta macula) si osservano drusen e alterazione della pigmentazione, segno di danni all'EPR. Nella fase tardiva può verificarsi atrofia (malattia che viene chiamata maculopatia secca) oppure neovascolarizzazione corioretinica[4] e cicatrizzazione della macula (malattia che viene chiamata maculopatia umida).
Per la ricerca dei fattori di rischio sono stati effettuati numerosi studi epidemiologici. Sono famosi gli studi sulla popolazione di alcune piccole città come Framingham, Beaver Dam, Rotterdam o Blue Mountain (una comunità montana). Si tratta di studi condotti su popolazioni diverse sia geneticamente che per stile ed ambiente di vita ma ci hanno fatto capire che con l'età aumentano sia le lesioni predisponenti che la malattia conclamata.
Alcuni dei fattori di rischio sono chiari, per esempio l'età. Sono importanti i fattori genetici ma anche il sesso, in alcuni studi infatti le donne appaiono più colpite. L'obesità e l'elevata assunzione di grassi saturi e colesterolo sono associati ad un elevato rischio di DMLE, invece una moderata assunzione di vino rosso (ad alto contenuto di fenoli) sembra essere modicamente protettiva.
Il fumo di sigaretta non è strettamente un fattore nutrizionale, è più un fattore comportamentale; è però

La degenerazione maculare non porta alla cecità, ma limita moltissimo l'indipendenza delle persone.
Il fumo di sigaretta peggiora la DMLE.

---

[3] Si parla di cecità legale quando una persona non è completamente cieca ma la vista è troppo bassa per consentire di muoversi, guidare e lavorare. In Italia viene considerato cieco legale chi ha una vista più bassa di 1/20 (un ventesimo), cioè la metà di un decimo, considerando che la vista normale è di 10/10 (dieci decimi).

[4] La neovascolarizzazione corioretinica prevede la crescita di capillari anormali all'interno della retina o sotto di essa.

un fattore di rischio ormai accertato sul quale possiamo certamente intervenire: espone ad un maggiore stress ossidativo, provoca ipossia (cioè riduce l'apporto di ossigeno) e riduce il flusso ematico. Il rischio di sviluppare una DMLE è molto elevato nel fumatore ed è più grave per chi fuma di più. Anche gli ex fumatori hanno un rischio che rimane elevato fino a 15-20 anni dopo aver smesso e persino il fumo passivo è associato ad un rischio aumentato.

Esistono tre diverse ipotesi sulla causa della DMLE che non necessariamente si escludono ma probabilmente si integrano tra loro: si pensa che sia provocata dallo stress ossidativo, dalla alterata circolazione nella coroide[5] e dalla degenerazione della membrana di Bruch.

Sicuramente la DMLE è una malattia provocata da molti fattori che agiscono insieme, il più importante dei quali è lo stress ossidativo. Numerosi studi hanno evidenziato il ruolo protettivo di alcuni antiossidanti, vitamine, minerali e dei pigmenti maculari (luteina e zeaxantina). Una eventuale terapia nutrizionale della DMLE deve comprendere sostanze ad azione antiossidante o facenti parte di enzimi protettivi. Le persone che hanno livelli ematici elevati di antiossidanti e in particolare di carotenoidi hanno un rischio minore di sviluppare la DMLE. La supplementazione alimentare di carotenoidi, e soprattutto di luteina, è associata ad un rischio ridotto di DMLE. La supplementazione di zinco è collegata ad una minore incidenza di alterazioni predisponenti alla DMLE ma non di DMLE conclamata.

La ricerca su nuove molecole ad attività antiossidante ha portato a studiare altri carotenoidi. L'astaxantina ha una attività 4 volte superiore rispetto alla stessa luteina. Studi sperimentali hanno dimostrato che la molecola è in grado di concentrarsi nella retina. Il licopene si trova principalmente nel pomodoro ed è tra i pochi misurabili nel sangue umano normale. Ha un effetto protettivo antiossidante sulle cellule dell'EPR e possiede la capacità ridurre la formazione di drusen. Si è visto che i carotenoidi di diverso tipo assunti con la dieta non interferiscono tra loro. Non sono stati ancora registrati rischi provocati dalla somministrazione orale di alte dosi di luteina e licopene anche se però non si hanno dati a lungo termine. Con una terapia nutrizionale è possibile impegnarci sicuramente per la riduzione di una parte dei fattori di rischio. Lo studio più importante e completo su fattori nutrizionali e la evoluzione di malattie oculari legate all'età è l'AREDS secondo il quale è possibile prevedere, tramite una proiezione sulla popolazione, che nell'arco di 5 anni circa 8 milioni di persone negli USA saranno a rischio e circa 1,3 milioni svilupperanno una DMLE di tipo umido se non vengono sottoposti ad integrazione nutrizionale.

Lo studio AREDS ha avuto il merito di avere enfatizzato l'importanza degli integratori nella prevenzione della DMLE. Esso indica che esiste un rapporto diretto tra la assunzione di elevate quantità di luteina e zeaxantina e acidi grassi ω-3 e il rischio ridotto di sviluppare una DMLE. Lo studio AREDS-2 sta valutando l'effetto di una supplementazione combinata di luteina con gli acidi grassi tipo ω-3.

Nel controllo della DMLE le vitamine A, C ed E svolgono azione protettiva; lo zinco ha un ruolo importante nel metabolismo e nei meccanismi cellulari antiossidanti; lo stesso si può dire del selenio mentre si conoscono meno le azioni del rame. I carotenoidi, soprattutto luteina e zeaxantina, sono protettivi per la macula mentre gli acidi grassi ω-3 sono fondamentali a causa delle loro funzioni strutturali.

Chi assume molti antiossidanti è più protetto dalla DMLE. Gli antiossidanti più studiati sono i carotenoidi. Gli ω-3 hanno funzioni strutturali.

---

[5] La coroide è lo strato che si trova al di sotto della retina, ricco di arterie e vene e con uno spesso strato di capillari.

Numerosi studi sono stati condotti per valutare la capacità protettiva di queste molecole: soggetti con bassi livelli serici di questi nutrienti sono in genere la categoria più a rischio per lo sviluppo di DMLE. Più che le singole sostanze, sembra avere efficacia la presenza nel sangue di tutto il loro insieme.

Un aspetto interessante per la terapia nutrizionale riguarda il meccanismo della angiogenesi (cioè di sviluppo dei capillari anormali) coinvolto nella DMLE umida. Studi recenti hanno identificato il VEGF (*Vascular Endotelial Growth Factor*) come il più importante mediatore dell'angiogenesi oculare, fisiologica o meno. La genisteina, un flavonoide, ha dimostrato in laboratorio la capacità di bloccare le conseguenze del VEGF.

ELEMENTI CARDINE: *luteina, carotenoidi, ω-3, zinco, vitamina A, vitamina C, vitamina E.*
ALIMENTI CARDINE: *zucca, zucchine, spinaci, peperoni, pomodori, frutti di mare, salmone, sgombro, tonno, olio di primula, olio di oliva, olio di semi, carni, fegato, latte, uova.*

La retinite pigmentosa

La retinite pigmentosa (RP) è la più comune causa di cecità tra i bambini e i giovani. Il nome RP indica un gruppo di patologie caratterizzate da cecità notturna nella infanzia, perdita progressiva del campo visivo nella giovane età, visione solo centrale in età più avanzata ed infine cecità assoluta. Può comportare il solo interessamento oculare oppure far parte di una sindrome più complessa; sono stati identificati più di 45 geni collegati alla malattia. Attualmente non esiste una cura per la RP però si stanno studiando metodi di terapia nutrizionale per ottenere almeno un rallentamento della malattia con l'utilizzo di vitamina A e acidi grassi.

La supplementazione di luteina è stata studiata ma i risultati sono contrastanti. La vitamina A si è dimostrata invece efficace quando somministrata ad alte dosi (15000UI al giorno), mentre la vitamina E ad alte dosi ha avuto effetti avversi. Una dose vitamina A inferiore a 25000UI al giorno può essere considerata sicura nella fascia di età tra 18 e 54 anni. Viene comunque consigliato un monitoraggio della funzione epatica e il controllo del livello serico di vitamina A.

In alcune forme di RP è stato misurato un basso livello di DHA. La supplementazione di DHA associato a vitamina A ad alte dosi non ha modificato la storia naturale della malattia però un maggiore apporto nutrizionale di ω-3 ha comportato un rallentamento del danno al campo visivo nei primi due anni.

ELEMENTI CARDINE: *luteina, ω-3, vitamina A*
ALIMENTI CARDINE: *zucca, zucchine, spinaci, peperoni, salmone, sgombro, tonno, olio di primula, fegato, latte, uova.*

La prematurità e la prima infanzia

Il 5-7% dei bambini nasce prematuro, cioè prima della 37 settimana. La prematurità è la causa più importante di mortalità neonatale, di malattie dei neonati e di disabilità in età adulta. La percentuale

Gli studi nutrizionali sulla retinite pigmentosa sono contrastanti.

di sopravvivenza per i nati pretermine è migliorata grandemente con l'evoluzione dell'assistenza perinatale. La maggior parte dei decessi sono dovuti ad una malattia chiamata «distress respiratorio neonatale», causata dalla immaturità polmonare, alle sue complicazioni e sequele. Per trattare i problemi respiratori, i nati prematuri sono esposti a concentrazioni di ossigeno potenzialmente dannose e alla luce intensa (per il neonato) delle terapie intensive neonatali.

I nati prematuri sono ad alto rischio per l'insorgenza di strabismo e miopia, ma è soprattutto la retinopatia della prematurità (ROP) che preoccupa l'oculista. Lo stress ossidativo gioca un ruolo importante nello sviluppo della ROP[6]. Una strategia di prevenzione consiste nel modificare i parametri ambientali. Per esempio dato che l'ossigeno influisce sull'insorgenza dello stress ossidativo, utilizzarlo in modo limitato e controllato riduce i rischi e le complicazioni; dato che la luce comporta stress ossidativo soprattutto a livello oculare, è importante ridurre l'esposizione del neonato alla luce. Infine la somministrazione dei fattori nutrizionali di cui è carente fornisce al neonato le armi per difendersi dallo stress ossidativo: in questo senso gli acidi grassi essenziali e i carotenoidi hanno funzione strutturale e protettiva.

Gli acidi grassi essenziali - tra cui gli ω-3 - sono componenti strutturali delle membrane cellulari, e il cervello e la retina ne sono ricchi. Il latte materno contiene questo tipo di acidi grassi mentre fino a poco tempo fa non erano previsti nei latti artificiali. Oggi i latti sono supplementati con amminoacidi e acidi grassi essenziali sia per i nati a termine che per i pretermine, con concentrazioni differenti a seconda dell'età, in quanto la necessità di queste sostanze si modifica. L'integrazione con acidi grassi essenziali comporta un miglioramento delle funzioni visiva, mentale, immune e psicomotoria. La supplementazione precoce può avere un ruolo nel controllo della ROP.

I carotenoidi sono presenti nel latte materno già nel colostro; le madri che hanno già allattato ne hanno una concentrazione più elevata. Le percentuali dei vari carotenoidi nel latte variano da nazione a nazione e sono collegati alla assunzione dietetica, allo stato nutrizionale della madre e al tempo della lattazione. La luteina svolge funzione trofica sulla retina e azione protettiva nei confronti del danno provocato dalla luce. La fonte più importante per il bambino è il latte materno: i nati prematuri hanno bisogno di nutrienti in misura maggiore in quanto hanno mancato il periodo di massimo trasferimento attraverso la placenta di energia e nutrienti che si attua nelle ultime settimane di gravidanza.

La luteina è in grado di proteggere i lipidi dalla perossidazione e questo ha posto la base per la associazione dell'integrazione di ω-3 con luteina. L'integrazione di luteina e ω-3 nell'alimentazione del bambino pretermine e di quello a termine alimentato artificialmente viene attuata allo scopo di fornire elementi strutturali importanti per lo sviluppo psicomotorio, aumentare la capacità antiossidante e in genere implementare i meccanismi difensivi allo scopo di migliorare la crescita del bambino e la sua capacità di resistenza all'esposizione ambientale.

ELEMENTI CARDINE: *luteina, ω-3.*
ALIMENTI CARDINE: *latte materno, latte artificiale con integrazione.*

---

[6] Lo stress ossidativo è una causa anche degli altri grandi problemi della prematurità come la displasia broncopolmonare o l'encefalopatia ipossico/ischemica. Purtroppo i bambini nati prematuri non solo sono notevolmente esposti a patologie da stress ossidativo ma hanno anche un sistema di difesa immaturo.

Consigli per l'alimentazione quotidiana

I ricercatori che si sono occupati di occhi e nutrizione si saranno certamente posti alcune domande: L'occhio e le sue strutture per funzionare hanno bisogno di costituenti nutrizionali specifici? Una loro carenza o supplementazione può influire sulla storia naturale delle malattie? E infine esistono degli elementi nutrizionali con funzione protettiva o addirittura curativa? Gli studi che abbiamo letto ci suggeriscono tutte risposte affermative, purtroppo non ci chiariscono sempre bene gli effetti e i limiti delle sostanze studiate, ma ci indicano su quali tipi di sostanze dobbiamo porre la nostra attenzione *(Vedi Tabelle del Capitolo 6)*.

La nostra alimentazione normale dovrebbe prevedere un sufficiente apporto di frutta e verdura, l'ideale sarebbe cinque porzioni al giorno. Tra le verdure dovremmo cercare quelle ricche di carotenoidi per via della loro funzione strutturale e capacità antiossidante. Prima di tutto la luteina, che rientra nella costituzione della retina e del cristallino dove svolge una funzione di protezione contro i danni dei radicali liberi: la troviamo in cavoli, broccoli, spinaci, peperoni e, in genere, nei vegetali con foglie verde scuro. Ricordiamo che, mentre la cottura del cibo rende disponibili i carotenoidi per l'assorbimento, allo stesso tempo ne distrugge una parte, quindi andrebbero assunte verdure sia crude che cotte. Inoltre il grasso assunto con la dieta ne migliora l'assorbimento, quindi si rivela utile il condimento con oli, meglio se ricchi di acidi grassi insaturi. Se preferiamo un tocco di freschezza ed esoticità possiamo cercare la luteina in mango, papaia e kiwi, nonché nelle più nostrane pesche o nello zafferano. Per trovare il licopene la fonte migliore è il pomodoro. L'astaxantina si trova invece nei crostacei e nel salmone, animali che la accumulano in grande quantità tramite l'alimentazione.

Tra gli alimenti di derivazione animale, proprio nel pesce e, in particolare, in salmone, sgombro e aringa, si trovano elevate quantità di acidi grassi polinsaturi tipo ω-3; in mancanza di alimenti freschi anche il tonno in scatola va bene. Gli ω-3 e gli ω-6 sono presenti nella frutta secca come noci e nocciole, ma soprattutto in alcuni oli. I più ricchi in ω-3 sono l'olio di lino e quello di semi di lino, mentre gli ω-6 sono abbondanti negli oli di semi di mais e di girasole, ma anche nell'olio di oliva che però contiene abbondante acido oleico che è monoinsaturo. Negli oli vegetali troviamo anche la vitamina E. La vitamina E si trova in abbondanza nei cereali interi in genere, nei legumi, nelle nocciole, nei broccoli, nei cavoletti di Bruxelles, nelle verdure a foglia verde e nelle uova.

La vitamina A la troviamo già pronta nel fegato, nelle uova e nel latte; se vogliamo possiamo trovare il suo precursore β-carotene in zucca, zucchine e carote, nei vegetali ad elevato contenuto di pigmenti e in frutta e ortaggi di colore giallo-arancione.

La vitamina C la troviamo in grande quantità negli agrumi, poi in pomodori, patate, broccoli, peperoni

Bisogna assumere adeguate quantità di frutta e verdura.
I carotenoidi sono presenti in molte verdure ma anche nel pesce.
Il pesce e la frutta secca sono fonti di ω-3, vitamina A, vitamina C, minerali specifici.
L'industria tende a fabbricare alimenti arricchiti di sostanze utili.

ed altre verdure verdi e gialle ma anche nella frutta come mele, banane e frutti di bosco. La vitamina C è idrosolubile, quindi rimane nell'acqua di cottura dei cibi. Agrumi e frutti di bosco, soprattutto fragole e mirtilli, oltre la vitamina C contengono grandi quantità di bioflavonoidi. Questi alimenti vengono abitualmente consumati crudi e questo è utile perché la cottura riduce, e alle volte distrugge, i flavonoidi. Nonostante questo il tè verde e la cioccolata fondente (non quella al latte) sono ottime fonti di gallati. Il vino rosso, consumato in modica quantità, è una buona fonte di fenoli, anche se contiene alcol che ha effetti non sempre desiderabili.

La fosfatidilcolina (o lecitina) è una sostanza presente abbondantemente nella soia ed è utilizzata nell'industria agroalimentare come addensante; rientra nella composizione di gelati, cioccolato, margarina e maionese, ma si trova anche in lievito di birra, tuorlo d'uovo, fegato e germe di grano.

Lo zinco contenuto in alimenti di origine animale ha una maggiore biodisponibilità rispetto a quello contenuto in alimenti di origine vegetale; possiamo trovarlo nei frutti di mare, soprattutto nelle ostriche, uova, fegato, carne di manzo e d'agnello. Per i vegetariani ricordiamo che è presente nel germe di grano, nel lievito di birra e nei semi di zucca.

Una nota particolare riguarda il selenio. E' presente nel pesce (tonno, sardine, sogliole, merluzzo) e nei frutti di mare, nelle carni rosse e nel fegato, nelle uova. In Italia la maggiore fonte vegetale è costituita dal grano e dai suoi derivati, specie dal grano duro, quindi la pasta ne contiene più del pane. Il suo contenuto negli alimenti vegetali dipende dalla composizione del suolo e per questo sono stati immessi in commercio prodotti coltivati in suolo arricchito.

Nell'ultimo periodo l'industria agroalimentare è stata spinta dalla richiesta del mercato ad un'attenta ricerca di specifiche qualità dei prodotti. I consueti prodotti di consumo quotidiano vengono studiati per potervi aggiungere caratteristiche funzionali, cioè integrarli con ingredienti specifici capaci di avere effetti positivi sulla salute. Vengono chiamati alimenti funzionali: si tratta di alimenti arricchiti con vitamine e minerali sia in fase di produzione che di lavorazione industriale successiva. La patata arricchita di selenio ne è un esempio, come i corn flakes arricchiti con le vitamine. Questi cibi vengono percepiti come positivi per la salute, ma vengono assunti al di fuori del controllo medico. Troveremo sempre più prodotti di questo tipo sui banchi dei nostri supermercati.

Un altro aspetto della ricerca agroalimentare è l'attenzione alle capacità antiossidanti degli alimenti vegetali, la CAT (capacità antiossidante totale). Questa non dipende solo dal tipo e dalla specie del frutto ma anche da differenze genetiche intraspecifiche. L'obiettivo è quello di selezionare (tramite manipolazione genetica con innesti o altro) in generazioni successive una qualità di frutta con proprietà ottimali per il consumatore che sia in grado di essere utilizzata nell'ambito di una dieta salutare.

Schede di approfondimento sui fattori nutrizionali

Capitolo 5

Il collagene e l'acido ialuronico

Il collagene è una proteina fibrosa, la più abbondante del tessuto connettivo, dove svolge funzione di impalcatura e sostegno. Il collagene costituisce circa un quarto di tutte le proteine nel nostro corpo. Quello presente nel nostro organismo viene fabbricato direttamente da noi stessi. L'assunzione con la dieta degli amminoacidi che lo costituiscono (glicina, prolina e lisina) e della vitamina C influenza la sua presenza nei tessuti.

I glicosaminoglicani (GAG), sono molecole organiche glucidiche (zuccheri). Ne esistono vari tipi nella maggior parte dei tessuti, tutti con simili funzioni di sostegno e protezione. L'acido ialuronico è un GAG. Grazie alla sua capacità di incamerare molecole d'acqua, l'acido ialuronico mantiene l'idratazione, la turgidità, la plasticità e la viscosità nei tessuti. Inoltre la molecola di acido ialuronico è estremamente lunga: questa caratteristica gli consente di creare nei tessuti delle ampie strutture reticolari che funzionano come un'impalcatura necessaria per mantenere la forma ed il tono del tessuto o difendere le strutture dell'organismo da traumi causati da forze compressive.

Nell'occhio il collagene e l'acido ialuronico costituiscono la struttura reticolare del vitreo.

> Il collagene viene formato con gli amminoacidi assunti con la dieta. L'acido ialuronico viene formato con gli zuccheri assunti con la dieta.

Gli acidi grassi essenziali

Gli acidi grassi saturi sono contenuti nei prodotti lattiero caseari (formaggi, burro, panna), nelle carni grasse e nell'olio di palma e di cocco; tendono a far innalzare il livello di colesterolo e perciò non dovrebbero superare il 10% delle calorie totali introdotte nell'organismo.

Gli acidi grassi insaturi diminuiscono invece il livello di colesterolo nel sangue. Quelli monoinsaturi sono contenuti soprattutto nell'olio d'oliva (acido oleico); possono costituire fino al 20% delle calorie totali assunte con la dieta. Gli acidi grassi polinsaturi dovrebbero essere assunti in ragione di circa il 7% delle calorie totali. Sono classificabili in due famiglie, ω-3 ed ω-6 *(Tab. 5.I)*.

Alcuni acidi grassi ω-3 ed ω-6 non possono essere sintetizzati dall'uomo e per questo vengono detti «essenziali» o EFA *(Essential Fatty Acids)*: l'unico sistema per averli nel nostro organismo è dunque l'alimentazione. L'acido linoleico è del tipo ω-6. L'acido linolenico è del tipo ω-3, e viene utilizzato nel fegato per produrre gli importanti acidi grassi polinsaturi EPA e DHA. Nell'occhio gli acidi grassi essenziali sono utilizzati per la costituzione delle membrane cellulari. Una dieta carente di acidi grassi ω-3 è

> Gli ω-3 non possono essere sintetizzati dall'organismo umano.

Tabella 5.I

Fonti di acidi grassi essenziali

	Omega-3	Omega-6
Salmone, sgombro, aringa	✔✔	
Noci	✔	✔✔✔
Arachidi, pistacchi, mandorle		✔
Ceci		✔
Olio di semi di girasole		✔✔✔
Olio di semi di mais		✔✔✔
Olio di germe di grano	✔	✔✔✔
Olio di semi di lino	✔✔✔	✔
Olio di oliva		✔

collegata ad una riduzione della acuità visiva, indicando che gli acidi grassi polinsaturi contribuiscono alla funzione dei fotorecettori.

DHA ed EPA si possono trovare in abbondanza nel latte materno. Gli ω-3 si trovano abbondantemente nel pesce (salmone, aringa) e in alcuni oli come quello di lino. Gli ω-6 è maggiormente presente negli oli vegetali come quello di sesamo, di borragine o di primula. Il fabbisogno totale di acidi grassi essenziali non è stabilito con precisione ma deve aggirarsi intorno al 1-2% delle calorie giornaliere per gli adulti ed al 3% per i bambini. L'utilizzo di latte scremato è causa di ridotta introduzione di questi grassi con l'alimentazione ed è collegata a deficit dell'accrescimento nei bambini.

I carotenoidi

I carotenoidi non possono essere sintetizzati dall'organismo umano.

I carotenoidi sono pigmenti contenuti principalmente nelle piante *(Tab. 5.II)*. Il loro colore giallo, arancio e rosso è spesso mascherato dal verde della clorofilla. Alcuni carotenoidi sono stati identificati nel sangue umano: l'organismo non è in grado di fabbricarli per cui la loro presenza dipende dall'alimentazione ed è anche regolata geneticamente.

La luteina e la zeaxantina sono i carotenoidi contenuti nei fotorecettori: per questo vengono chiamati

Tabella 5.II

Fonti di carotenoidi

Luteina & Zeaxantina	Rosso d'uovo, zucca, zucchine, spinaci, broccoli, cavoletti di Bruxelles, peperoni, zafferano, Gou qi zi, kiwi, arancia, mela rossa, mango, pesca.
Licopene	Pomodoro, zafferano, mela rossa, arancia, cocomero, albicocca, pompelmo rosa, uva, papaia.
Astaxantina	Crostacei, salmone.
β-carotene	Carote, broccoli, peperoni, spinaci, zucca, zucchine, mango, pesca, albicocca, arancia.

pigmenti maculari. La quantità di pigmento maculare dipende dall'alimentazione. I pigmenti maculari hanno una doppia funzione: la protezione dal danno fotochimico ossidativo e il miglioramento della funzione visiva, in quanto assorbono la luce prima che essa raggiunga i fotorecettori e l'epitelio pigmentato.

Sia la luteina che la zeaxantina sono molto efficienti nel proteggere le membrane cellulari dei fotorecettori e relativamente resistenti alla distruzione da parte dei radicali liberi che neutralizzano sia con il meccanismo di *quenching (Fig. 1.5)* che con la funzione di *scavenger (Fig. 1.4)*.

I carotenoidi sono presenti nel latte materno umano. La luteina e la zeaxantina sono presenti in grande quantità nel tuorlo d'uovo e nel mais, sono assenti nelle carote. La luteina è il carotenoide maggiormente presente nel kiwi, nella zucca e negli spinaci, ma anche nello zafferano. La zeaxantina è il pigmento più raro e si trova nei peperoni verdi e arancioni ma non in quelli gialli e rossi. Il Gou qì zi *(Lycium barbarum)*, una piccola bacca rossa originaria della Cina, è la pianta che ha il più elevato contenuto in zeaxantina (più di 5 mg/100 g).

Tra gli altri carotenoidi ricordiamo il licopene e l'astaxantina, entrambi con una ottima capacità antiossidante. Il licopene è molto abbondante nel pomodoro e in alcuni frutti tropicali come la papaia. L'astaxantina conferisce il pigmento rosso ai crostacei e ad alcuni pesci come il salmone: questi animali però non la sintetizzano ma la assumono con la dieta nutrendosi di zooplancton che a sua volta lo ottiene nutrendosi di fitoplancton.

Nelle piante i carotenoidi si trovano associati ad alcune proteine specifiche: la cottura del cibo le eli-

I carotenoidi sono potenti antiossidanti.

mina e rende disponibili i carotenoidi per l'assorbimento; allo stesso tempo però il calore ne distrugge una parte. I grassi assunti con la dieta ne migliorano l'assorbimento. La biodisponibilità è limitata da sindromi da malassorbimento e parassitosi intestinali ma anche da malattie epatiche o renali e da consumo di alcol o farmaci.

Se la dieta viene privata di carotenoidi il pigmento maculare si riduce, aumenta il danno da radicali liberi e iniziano le lesioni che porteranno alla degenerazione maculare legata all'età senile (DMLE).

Il fumo causa stress ossidativo che consuma i carotenoidi e la vitamina C. Infatti la concentrazione ematica dei carotenoidi nei fumatori è molto bassa e la concentrazione di luteina e zeaxantina nella retina dei fumatori è ridotta.

E' stato osservato che l'assunzione di tuorlo d'uovo eleva il colesterolo serico totale ma incrementa anche il livello di HDL, non variando l'indice di rischio per le malattie ischemiche miocardiche. Il consumo di uova può essere quindi un mezzo utile per incrementare l'apporto di luteina e zeaxantina. Non esistono dati che supportino un effetto tossico dovuto all'assunzione di luteina e zeaxantina.

La Vitamina A

La vitamina A deve il suo nome al fatto che è stata la prima ad essere scoperta. Essa è presente in natura solo nei tessuti animali. Nei tessuti vegetali sono però presenti i carotenoidi che hanno funzione di provitamine, cioè possono essere trasformati in vitamina A. Il carotenoide più importante per questa funzione è il β-carotene.

La vitamina A è resistente al calore e una percentuale superiore al 70% si mantiene integra dopo la cottura dei cibi. I livelli di vitamina A nel sangue sono mantenuti costanti: la vitamina A viene immagazzinata nel fegato e rilasciata in caso di necessità. Le cellule dell'EPR la fanno incorporare ai fotorecettori, dove serve per la funzione visiva.

Nei fotorecettori la vitamina A serve a formare una molecola chiamata rodopsina che viene accumulata nel loro segmento esterno. Questa molecola, quando viene stimolata dalla luce, va incontro a una serie di trasformazioni che terminano nella generazione di un impulso elettrico che viene trasmesso fino al cervello dando origine alla sensazione visiva.

La dose giornaliera raccomandata varia da 600 a 800 mcg al giorno. La vitamina A è presente in maggior concentrazione nel fegato, nelle uova e nel latte. I carotenoidi sono presenti in notevoli quantità nei vegetali ad elevato contenuto di pigmenti, frutta e ortaggi di colore giallo-arancione.

Il deficit di vitamina A è una patologia frequente nei paesi in via di sviluppo e nei luoghi in cui per le più diverse ragioni (carestie, profughi di guerra ecc.) si abbia un difficile accesso ad una corretta alimentazione. I bambini sono i più colpiti sia durante l'allattamento, perché le madri non assumono abbastanza nutrienti e producono latte carente in elementi essenziali, sia nell'infanzia perché ricevono quantità inadeguate di cibo. Un diminuito apporto di vitamina A a livello oculare comporta iniziali sin-

La vitamina A serve a creare la sensazione visiva.

tomi di occhio secco; in seguito la cecità notturna, e negli stadi più avanzati con xeroftalmia, la presenza di una colorazione tipica della congiuntiva (le macchie di Bitot) e infine con cheratinizzazione della superficie oculare (la congiuntiva acquisisce caratteristiche della pelle) e danni gravissimi alla cornea. Sono frequenti i casi di tossicità cronica legati all'uso continuo di dosi di vitamina A non massicce, ma superiori alla capacità di accumulo del fegato. Il β-carotene non può causare ipervitaminosi A poiché non può essere trasformato in vitamina A abbastanza velocemente. Nei fumatori l'assunzione di dosi elevate di β-carotene comporta però il rischio aumentato di sviluppare un tumore polmonare.

L'assunzione di dosi di vitamina A da 300 mg in su, può determinare la comparsa di un'intossicazione acuta con nausea, vomito, emicrania, perdita di coordinazione e disturbi visivi. I casi di tossicità cronica sono più frequenti in quanto è sufficiente assumere dosi giornaliere superiori alle capacità di immagazzinamento ed eliminazione del fegato attraverso consumo frequente di alimenti ricchi in vitamina A o per mezzo di integratori. Ciò può comportare la comparsa di una sintomatologia caratterizzata da inappetenza, dolori muscolari, anemia, perdita dei capelli e varie alterazioni neurologiche. Alte dosi di supplementazione di β-carotene (>30mg al giorno) comportano alterazioni dermatologiche (carotenodermia) con la comparsa di pigmentazione giallo-arancione della pelle e delle mucose, fenomeno che regredisce in poco tempo una volta che la dose di carotenoidi è stata ridotta. Per evitare questo si consiglia di non superare l'assunzione di 9 mg al giorno per l'uomo e 7,5 mg al giorno per la donna. Dosi giornaliere superiori ai 30 mg al giorno sembra che possano avere un effetto teratogeno (cioè possono causare malformazioni al feto). per cui si consiglia di non assumere integratori di vitamina A in gravidanza.

La Vitamina C

La vitamina C è sensibile al calore ed all'ossigeno. Interviene nella formazione del collagene e protegge la struttura dei tessuti. Nella protezione dal danno ossidativo, il ruolo della vitamina C è collegato a quello della vitamina E: esse si rigenerano a vicenda dopo aver eliminato i radicali liberi.

Il fabbisogno giornaliero è di 60 mg al giorno. E' contenuta in abbondanza negli agrumi, mele, banane, nei frutti di bosco, nei pomodori, patate, broccoli, peperoni ed altre verdure verdi e gialle. La vitamina C è idrosolubile, quindi rimane nell'acqua di cottura dei cibi. La vitamina C viene prontamente assorbita dall'intestino, la sua presenza aumenta l'assorbimento di ferro.

La vitamina C è presente in grande quantità nell'occhio. L'assunzione cronica di alcol diminuisce l'ammontare di tutte le vitamine idrosolubili e quindi anche della vitamina C. La carenza di vitamina C è causa di danno nella retina sottoposta a luce intensa; si è visto che un suo supplemento con l'alimentazione protegge dal danno ossidativo.

Una lieve carenza è associata a manifestazioni emorragiche e gengivite; la carenza grave dà luogo allo scorbuto, che comporta emorragie articolari, astenia, perdita di peso e irritabilità: il paziente può morire in seguito a convulsioni o emorragia cerebrale. Nell'occhio si possono presentare emorragie e una sindrome secca. L'assunzione di elevati dosaggi per lungo tempo è associata alla calcolosi renale.

La Vitamina E

La vitamina E è un efficace antiossidante con funzione di *scavenger*. Viene raccomandata un'assunzione giornaliera di 15 -30 UI (8-10 mg). Se ne trova in abbondanza nel grano intero e nei cereali interi in genere, soia, legumi, nocciole, broccoli, cavoletti di Bruxelles, verdure a foglia verde, negli oli vegetali e nelle uova.

La carenza di vitamina E si verifica raramente. Nei casi di malnutrizione è spesso presente un deficit di vitamina E. Nelle sindromi da malassorbimento, specie con steatorrea (produzione di feci con elevato contenuto di grassi) (morbo celiaco, fibrosi cistica), si può instaurare un deficit secondario. Il fumo riduce la vitamina E a livello oculare. In carenza di vitamina E inizia un processo degenerativo a carico del segmento esterno dei fotorecettori e dell'EPR che conduce a DMLE.

L'effetto massimo di una supplementazione di vitamina E si ha con la concentrazione di 100 µM, facilmente raggiungibile con la usuale somministrazione orale. Il supplemento dietetico di vitamina E nei fumatori però ha fatto rilevare un rischio aumentato per ictus emorragico. Eccessive dosi di vitamina E portano ad alterazione della risposta immunitaria.

Lo Zinco

Lo zinco riveste un ruolo nella sensibilità gustativa e nella sensazione dell'appetito, nella risposta immunitaria e nella guarigione delle ferite. Nei bambini la carenza di zinco porta a ritardo dell'accrescimento, perdita dell'appetito ed alterazioni della sensibilità gustativa. Una carenza di zinco porta a mancato sviluppo del timo e dei linfociti. Negli adulti la carenza porta ad alterazioni neurologiche, come la letargia. Un basso livello serico di zinco è associato all'insorgenza di degenerazione maculare di tipo umido.

A livello metabolico, lo zinco migliora la mobilizzazione di vitamina A dal fegato e viene utilizzato nella costituzione di oltre 100 enzimi tra cui CAT e SOD. Lo zinco è altamente concentrato nella retina e nell'EPR perché proprio lì sono concentrati gli enzimi antiossidanti che contengono zinco.

Per la popolazione italiana viene raccomandata l'assunzione di 7-10 mg al giorno. Lo zinco da alimenti di origine animale ha una maggiore biodisponibilità rispetto a quelli di origine vegetale; è presente nel germe di grano, nel lievito di birra, semi di zucca, frutti di mare (ostriche), uova, fegato, carne di manzo e d'agnello. L'assorbimento dello zinco è correlato all'introduzione calorica totale.

Il rischio di presentare bassi livelli ematici di zinco è più elevato in soggetti cirrotici e nei diabetici, nei soggetti affetti da sindromi da malassorbimento o in chi assume diuretici. Comportano una carenza di zinco: le diete troppo ricche di fibre, la infestazione parassitaria, l'assunzione cronica di alcol, il malassorbimento, la nutrizione parenterale totale, la gravidanza e l'allattamento.

La supplementazione elevata di zinco può indurre una riduzione dei livelli di rame, quindi i due minerali vanno assunti insieme. Inoltre, durante la supplementazione di zinco è necessario controllare i parametri medici generali, soprattutto colesterolo e trigliceridi, perché possono innalzarsi. L'ingestione di ingenti dosi provoca cefalea, nausea, crampi addominali, vomito, diarrea e può dare luogo a convulsioni. Un elevato livello ematico di zinco è tossico e porta ad anemia.

Il Selenio

Il selenio è un costituente dell'enzima glutatione perossidasi (GSH-Px), fondamentale per il sistema di difesa antiossidante delle cellule.

Per la popolazione italiana viene raccomandata l'assunzione di 55 microgrammi al giorno. Il suo contenuto negli alimenti vegetali dipende dalla composizione del suolo. In Italia sono state eseguite tecniche di integrazione della composizione del suolo tramite concimazione delle piante di patata con selenio, ottenendo prodotti con una concentrazione di selenio 10 volte più elevata e con un costo irrisorio. Normalmente il selenio viene maggiormente concentrato nel grano intero (germe di grano) e nel grano duro più che in quello tenero, nella crusca, broccoli, aglio, cipolle e pomodori; in frutta e verdura è presente in piccole quantità. E' presente nel pesce (tonno, sardine sogliole merluzzo) e nei frutti di mare, nelle carni rosse e nel fegato, nelle uova.

Il deficit di selenio è stato riscontrato in pazienti sottoposti a terapia parenterale totale per lungo tempo.

Il selenio è tossico se assunto in elevate quantità e porta a perdita di capelli ed unghie: mentre si tratta di una condizione rara nella popolazione normale, sono stati riferiti casi nei consumatori di integratori di minerali che assumevano circa 27 mg di selenio al giorno.

Il selenio presente nelle piante dipende da quello contenuto nel terreno di coltivazione.

Il Rame

Il rame è presente in grande quantità nell'occhio. Interviene nei processi di formazione del pigmento dell'EPR ed è un costituente dell'enzima SOD.

L'assunzione giornaliera raccomandata è di 1,2 milligrammi. Si trova in abbondanza nei frutti di mare e crostacei, legumi, nocciole, cioccolato, carne, grano intero e nelle patate. L'apporto alimentare di rame è condizionato dalla presenza di zinco e dalle fibre alimentari.

L'intossicazione acuta si verifica per ingestione di più di 10 mg e si presenta con nausea, vomito, diarrea; il sintomo più grave è l'anemia emolitica. In alcuni casi si possono avere manifestazioni neurolo-

Il rame deve essere sempre assunto insieme allo zinco.

giche fino al coma. L'accumulo lento e progressivo porta alla ben nota malattia di Wilson, una affezione su base ereditaria.

Il Manganese

Il manganese è essenziale per la costituzione del tessuto osseo ed è contenuto nell'enzima SOD. L'assunzione giornaliera raccomandata è di 1,0-10,0 mg al giorno. Se ne trova nelle nocciole, vegetali verdi a foglia larga, frutta, legumi (piselli), barbabietole, tuorlo d'uovo, cereali interi, caffè liofilizzato, nel tè e nella polvere di cacao.

I sintomi da deficit di manganese sono stati identificati solo su volontari sottoposti a diete prive del minerale. I casi di tossicità sono limitati ai soggetti impegnati nell'estrazione del metallo ed hanno sintomi simili al parkinsonismo.

I Flavonoidi

I flavonoidi sono
scavenger.

I flavonoidi o bioflavonoidi sono contenuti principalmente nelle piante *(Tab. 5.III)*. Hanno un effetto sinergico alla vitamina C, per questo talvolta vengono identificati con il nome di vitamina C2. Nella stessa pianta si possono trovare differenti tipi di flavonoidi. Il loro nome deriva da *flavus* (= giallo) per via del colore che danno alle piante. Un gruppo specifico di flavonoidi, le antocianine, dona invece i colori rosso, blu e violetto ad alcuni fiori e frutta. Altri flavonoidi, i flavoni e i flavonoli, pur non essendo colorati per l'occhio umano possono essere visti dagli insetti. Grazie ai loro colori questi pigmenti sono in grado di attirare insetti ed animali, costituendo un mediatore importantissimo dell'impollinazione. Senza dubbio la classe più studiata in oftalmologia è quella degli antociani o antocianine. Le antocianine sono presenti in quasi tutte le piante superiori specialmente nei frutti e nelle infiorescenze. Le antocianine grazie al loro potere antiossidante, proteggono le piante dai danni causati dalle radiazioni ultraviolette. Infatti in caso di esposizione a grandi quantità di radiazioni UV, la loro produzione aumenta rapidamente.

I flavonoidi hanno funzione di *scavenger*; possono inoltre inibire la produzione, aggregazione e adesività delle piastrine. Per una azione antiossidante devono essere presenti sia bioflavonoidi che vitamina C ed E.

Una dieta ricca di frutta e verdura, in cui sono contenute le vitamine C ed E, il β-carotene e bioflavonoidi, riduce la probabilità di sviluppare alcune forme tumorali. Nonostante questo aspetto positivo, sembra che alcuni flavonoidi possano provocare alterazioni cromosomiche collegate alla leucemia infantile acuta: perciò, dato che i bioflavonoidi attraversano la placenta, non è consigliato assumere una integrazione di queste sostanze in gravidanza.

Tabella 5.III

Fonti di bioflavonoidi

	Tè verde	Cioccolato fondente	Vino rosso	Frutti di bosco	Agrumi	Vite rossa	Soia	Mele	Cipolle
Rutina			✔		✔	✔			
Esperidina					✔				
Quercetina			✔		✔	✔		✔	✔
Catechine	✔	✔	✔						
Polifenoli			✔						
Antocianosidi				✔					
Isoflavoni							✔		

La cottura riduce e alle volte distrugge i flavonoidi. I sintomi da carenza di flavonoidi sono gli stessi della carenza di vitamina C: fragilità capillare, emorroidi, sanguinamento dalle gengive. Dato che i flavonoidi possono essere coinvolti nell'assorbimento della vitamina C la carenza di questi può portare ad un deficit di vitamina C.

Il Ginkgo biloba

Il Ginkgo biloba è una pianta di origine cinese, molto utilizzata come pianta ornamentale o per farne bonsai. Il nome Ginkgo proviene dalla traduzione del giapponese Yin-Kwo (frutto d'argento), il nome biloba è dovuto alla forma bilobata delle foglie. Il Ginkgo fu citato per la prima volta nel 2800 a.C. nella materia medica cinese per l'uso nelle malattie respiratorie, così come per i benefici sulla funzione cerebrale e per le perdite di memoria.

La parte interna legnosa dei semi viene utilizzata come cibo prelibato in Asia; fa parte della tradizione culinaria cinese e viene commercializzato sotto il nome di «*White Nuts*»; in Giappone i semi di Ginkgo vengono aggiunti a molti piatti (ad esempio il chawanmushi) e utilizzati come contorno.

Numerose sostanze della famiglia dei flavonoidi sono contenute nel Ginkgo biloba e hanno azione vasodilatatrice, con attività sulle funzioni cerebrovascolari e coadiuvante nella malattia di Alzheimer. Altra attività terapeutica è quella antiossidante e di antiaggregante piastrinico per migliorare la circolazione.

Il Ginkgo biloba ha capacità neuroprotettrici.

Molto studiato in medicina è l'estratto EGb 761. L'EGb 761 elimina i radicali liberi: somministrato oralmente protegge dalla perossidazione lipidica delle membrane cellulari. E' efficace contro i danni conseguenti all'occlusione della arteria centrale della retina e quelli conseguenti all'ipertono oculare; ha anche una attività anti-cataratta, e sperimentalmente si è visto che protegge il cristallino dai danni indotti da radiazioni.

Il Ginkgo biloba sembra essere relativamente sicuro con pochi effetti collaterali, come disturbi gastrointestinali e cefalea. Tuttavia sono state segnalate emorragie spontanee in soggetti in trattamento con Ginkgo biloba a dosaggi elevati, comunque superiori a quelli reperibili nei farmaci in commercio in Italia: l'emorragia è stata attribuita all'effetto antiaggregante piastrinico del Ginkgo biloba associato all'effetto di altri antiaggreganti già in uso da parte dei pazienti, come per esempio l'aspirina. Non è quindi corretto prescrivere Ginkgo biloba senza sapere se il paziente è in trattamento con farmaci anticoagulanti o antiaggreganti.

Tabella 5.IV

Malattia	Fattori nutrizionali coinvolti
Occhio secco	Acqua, ω-3 e ω-6, vitamina A, vitamina C.
Degenerazione vitreale	Acqua, collagene, acido ialuronico, vitamina C, flavonoidi.
Cataratta	Glutatione, luteina, acido lipoico.
Glaucoma	Ginkgo biloba, citicolina, epigallocatechingallato.
Degenerazione maculare legata all'età senile	Luteina, carotenoidi, ω-3, zinco, vitamina A, vitamina C, vitamina E.
Retinite pigmentosa	Luteina, ω-3, vitamina A.
Prematurità	Luteina, ω-3.

Tabella 5.V

Fattore nutrizionale	Dove trovarlo in quantità	In quale malattia è coinvolto
Acqua	Fiumi, laghi, fonti, rubinetti, bottiglie già pronte	Occhio secco, degenerazione vireale.
Vitamine: A	Fegato, uova, latte.	Occhio secco
Vitamine: C	Agrumi, mele, banane, frutti di bosco, pomodori, patate, broccoli, peperoni ed altre verdure verdi e gialle.	Degenerazione vitreale, cataratta, degenerazione maculare.
Vitamine: E	Grano intero, soia, legumi, nocciole, broccoli, cavoletti di Bruxelles, verdure a foglia verde, oli vegetali; uova.	Cataratta, degenerazione maculare
Minerali: zinco	Germe di grano, lievito di birra, semi di zucca; frutti di mare (ostriche), fegato, carne di manzo e agnello; uova.	Degenerazione maculare.
Minerali: selenio	Grano intero e crusca, broccoli, aglio, cipolle e pomodori; tonno, sardine sogliole merluzzo, frutti di mare; carni rosse e fegato; uova.	Cataratta, degenerazione maculare.
Acidi grassi: omega 3	Pesce (salmone, aringa); olio di lino.	Occhio secco, degenerazione maculare.
Acidi grassi: omega 6	Olio di sesamo, olio di borragine, olio di primula.	Occhio secco
Carotenoidi: luteina	Kiwi, zucca, spinaci, zafferano	Cataratta, degenerazione maculare.
Carotenoidi: zeaxantina	Zucca, peperoni, Gou qi zi	Degenerazione maculare.
Flavonoidi: antocianine	Frutti di bosco	Degenerazione vitreale
Flavonoidi: epigallocatechingallato	Tè verde	Glaucoma
Flavonoidi: estratto ginkgo biloba	Semi della pianta	Glaucoma

Tabella 5.VI

Fattore nutrizionale	Quantità di assunzione raccomandata
Vitamina A	600 a 800 microgrammi al giorno
Vitamina C	60 milligrammi al giorno
Vitamina E	8-10 milligrammi al giorno
Zinco	7-10 milligrammi al giorno
Selenio	55 microgrammi al giorno
Rame	1,2 milligrammi al giorno
Manganese	1,0-10,0 milligrammi al giorno

Note sugli integratori

La Federazione Europea delle Associazioni dei Produttori di Prodotti Salutistici (EHPM) definisce come integratori alimentari le preparazioni di sostanze commestibili destinate ad integrare la normale alimentazione: si tratta cioè di un prodotto concepito per fornire sostanze non facilmente reperibili in quantità sufficiente con la normale alimentazione. Esistono due modi di fornire queste sostanze: il primo prevede un dosaggio sufficiente ad evitare le malattie carenziali e il secondo, in una accezione più ampia, prevede un dosaggio che possa assicurare l'assenza di sintomi evidenti ma anche un fisico sano e resistente. L'esempio tipico di questi ultimi sono gli integratori di antiossidanti i cui dosaggi sono superiori alle quantità giornaliere raccomandate per la popolazione.

Ma l'integratore è un farmaco? Dobbiamo distinguere tra farmaco e alimento. Nella presentazione del prodotto, ovvero nell'etichetta, il farmaco deve indicare quali malattie cura o previene, per l'alimento è vietata qualsiasi indicazione in questo senso. Simili agli integratori sono gli alimenti dietetici destinati a fini medici speciali, che servono all'alimentazione di pazienti con esigenze nutrizionali dettate da motivi clinici e il cui equilibrio alimentare non può essere raggiunto semplicemente modificando il normale regime dietetico. La distinzione principale con gli integratori alimentari è che deve essere presente la dicitura «Indicato per il regime alimentare di» seguita dal nome della malattia per i quali il prodotto è indicato, mentre l'integratore alimentare non riporta nessuna indicazione di un fine dietetico. Quindi l'integratore alimentare non è un farmaco né un alimento dietetico bensì un prodotto alimentare, come la pasta o la cotoletta insomma. Il suo obiettivo è una integrazione (senza fini medici e senza specifici fini dietetici) della normale alimentazione. Il suo impiego ha lo scopo di ottimizzare gli apporti nutrizionali, fornire sostanze di interesse nutrizionale ad effetto protettivo o trofico e migliorare il metabolismo e le funzioni fisiologiche dell'organismo.

Riportiamo di seguito una tabella che elenca alcuni dei principali integratori alimentari prodotti da alcune aziende che in Italia si occupano di oftalmologia, specificando i soli componenti e non i dosaggi. Ovviamente per definizione non sono indicate patologie per le quali i prodotti siano stati concepiti.

Tabella 6.I

Tabella che illustra la presenza di alcuni componenti di alcuni integratori presenti sul mercato italiano e prodotti da case farmaceutiche dedicate all'oftalmologia*

Nome commerciale	Produttore	Carotenoidi				Vitamine			EFA	
		L	Z	A	β	B	C	E	Ω3	Ω6
Chiton	ALFA INTES					+			+	+
Pre astig	ALFA INTES				+		+	+		
Retinovit forte	ALFA INTES				+			+		
Proterve	ARTMED					+			+	
Retiprotect	ARTMED	+						+		
Medilar	BAUSH&LOMB					+	+	+	+	+
Ocuvite preservision	BAUSH&LOMB				+		+	+		
Preservision luteina	BAUSH&LOMB	+					+	+		
Trofinerv	BAUSH&LOMB					+		+	+	
Trofinerv antiox	BAUSH&LOMB				+	+	+	+	+	+
Vasopt	BAUSH&LOMB							+		
Maxiven	BIOOS						+		+	
Tioretin fast/slow	BIOOS					+	+	+		
Vitreoxigen	BIOOS						+	+		
Taurovit	BRUSCHETTINI									
Euretin	EUPHARMED			+				+	+	
Eutears	EUPHARMED					+			+	
Refolit	FARMIGEA					+				
Refolit forte	FARMIGEA					+				
RPQ 10	FARMIGEA	+					+	+		
Meralut	THEA	+	+		+					
Mirtilux cp	MEDIWHITE				+	+	+	+		
Mirtilux soluzione	MEDIWHITE									
Neuril	MEDVIS					+		+		
Vitalux	MEDVIS				+	+	+	+		
Vitalux plus	MEDVIS	+						+		
AntiVes	NOVARTIS							+		
Lutegenol	NOVARTIS	+								
Vitreolux	NOVARTIS							+		
Neukron ofta	OMIKRON									
Oftaplex	OMIKRON			+						
Omniret	OMIKRON	+								
Adrusen crono	SIFI				+		+	+		
Azyr	SIFI	+	+	+			+	+		
Epinerve	SIFI									
ETDR	SIFI	+					+	+		
Mirtivit	SIFI				+			+		
Ocuclar	SIFI				+	+	+	+		
Pml crono	SIFI	+	+			+		+		
Pml sifi	SIFI	+	+			+		+	+	
Vitreoclar	SIFI							+		
Kronek	SOOFT					+				
Lutein ofta	SOOFT	+								
Lutein omega3	SOOFT	+					+	+	+	
Macular active	SOOFT	+					+	+		
Myoops	SOOFT	+			+		+			
Cebrolux	TUBILUX					+				
Ginkoftal	TUBILUX									
Ginkoret	TUBILUX	+								
Phototrop	TUBILUX								+	
Diaberet	VISUFARMA							+		
Fotrec DHA	VISUFARMA							+		
Visu Q 10	VISUFARMA	+						+		

Legenda della Tabella 6.I

L: luteina

Z: zeaxtantina

A: astaxantina

β: β-carotene oppure vitamina A

Ru: rutina

Pm: estratto pino marittimo

An: antocianosidi

Ge: genisteina

Fo: forskolin

Eg: epigallocatechingallato

al: altri bioflavonoidi

Col: colina

Ac lip: acido lipoico

AA: aminoacidi

NAG: N-Acetil Glucosamina

***N.B.:** questa tabella non è omnicomprensiva e rappresenta una selezione effettuata dagli Autori. I dati qui riportati sono tratti dalla letteratura internazionale aggiornata e dalle informazioni contenute nel foglietto illustrativo di ogni singolo prodotto, approvate nel nostro Paese e a cui il lettore deve sempre fare riferimento.*

Oligominerali			Bioflavonoidi							Ginkgo Biloba	CoQ$_{10}$	Col	Ac Lip	AA	NAG
Zn	Cu	Se	Ru	Pm	An	Ge	Fo	Eg	al.						
+	+												+		
+	+	+													
									+						
							+					+			
												+			
+															
+	+														
+	+														
+	+	+													
+	+									+					
										+					
			+	+											
					+					+			+		
			+		+				+	+				+	
					+										
												+			
		+									+				
					+										
+	+	+			+							+			
+	+				+								+		
+		+													
						+									
+															+
				+											
				+						+		+			
												+			+
+	+	+													
+	+														
									+						
			+												
					+										
		+												+	
									+						
			+				+								
										+				+	
+	+														
+	+									+					
					+										
												+			
									+	+					
										+					
											+				
				+							+				
											+				

Bibliografia essenziale Parte II

Le citazioni bibliografiche non sono riportate nel testo per rendere la lettura più scorrevole ad un pubblico non specializzato.
Elenchiamo di seguito alcuni tra i principali testi dai quali abbiamo tratto spunti e riferimenti per la stesura del testo.

- American dietetic association - Complete food and nutrition guide
  R. Larson Duyff
  Hoboken, New Jersey: John Wiley & Sons, Inc, 2006

- Nutrition and the eye – A practical approach
  F. Eperjesi and S. Beatty Editors
  Philadelphia: Elsevier Butterworth-Heinemann, 2006

- Nutrition and the eye – Basic and clinical research
  A.J. Augustin Editor
  Basel, Switzerland: Karger, 2005

- I radicali liberi
  A. Pece, M. Marchetti, R. Pallotti
  SOOFT Italia, 2006

- Fattori nutrizionali e degenerazione maculare legata all'età
  A. Pece, N. Marabottini
  Roma: INC Editore, 2000

- Occhio e Nutrizione
  Lucio Buratto
  Roma: INC Editore, 2008

Parte III

Lucio Buratto e Natalya Ushakova

con la collaborazione di

Riccardo De Prà

Ricette di **Buona Cucina**

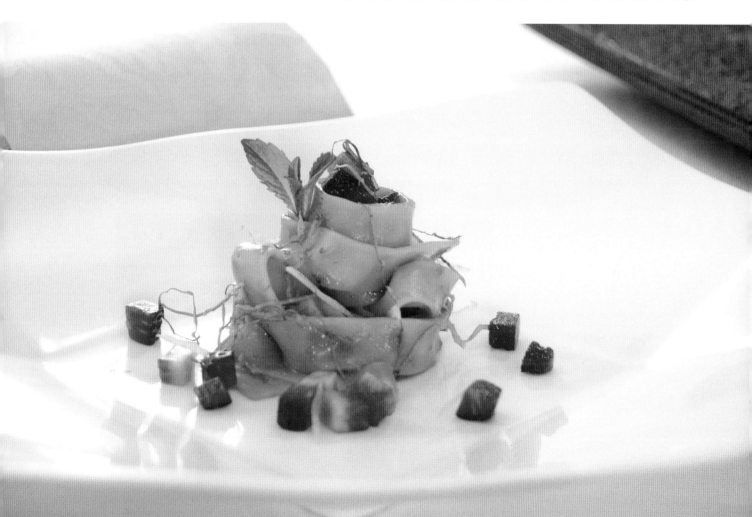

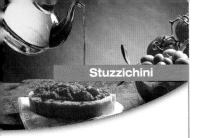

Bruschetta semplice

Valutazione bromatologica a porzione

Kcal	183
Proteine (%)	8,8
Lipidi (%)	25,7
Glucidi (%)	65,5
Fibra (g)	1,9
Colesterolo (mg)	0

Contenuti di valore per l'occhio: ★

Più è integrale e più il **pane** è ricco di vitamine e fibre. L'**olio di oliva** è un'ottima fonte di acidi grassi insaturi.
L'**aglio** contiene selenio, zinco e aliina, responsabile del sapore e dell'odore penetrante e persistente; quest'ultima si trasforma in allicina che ha azione antibatterica, ipocolesterolemizzante e antipertensiva.

Ingredienti e dosi per 4 persone

✓ 4 fette di pane casereccio

✓ 2 spicchi di aglio tagliato a metà

✓ 2 cucchiai di olio extravergine di oliva

✓ sale e pepe q.b.

Preparazione

Abbrustolire il pane alla piastra o nel forno.
Strofinare la metà degli spicchi di aglio su una superficie del pane.
Condire con olio, sale e pepe.
Questa tipica bruschetta semplice può essere arricchita con vari ingredienti; senz'altro il più utilizzato è il pomodoro.

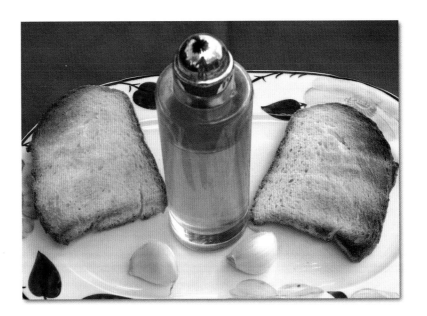

Bruschetta al pomodoro

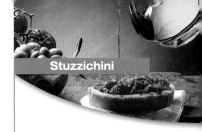
Ingredienti e dosi per 4 persone

✓ 4 fette di pane casereccio

✓ 4 pomodori maturi a polpa soda

✓ 2 spicchi di aglio

✓ 8 foglie di basilico

✓ 4 cucchiai di olio extravergine di oliva

✓ sale e pepe q.b.

Preparazione

Spellare i pomodori dopo averli passati per qualche istante in acqua bollente; tagliarli a pezzi, privarli dei semi, salarli e lasciar scolare l'acqua, quindi metterli in una terrina.

Lavare ed asciugare il basilico e aggiungerlo nella terrina.

Aggiungere ancora una presina di sale e un po' di pepe e lasciar riposare per 30-40 minuti.

Tostare il pane e strofinare ogni fetta con l'aglio.

Poi distribuire la salsina di pomodoro e un buon olio di oliva toscano su ogni fetta.

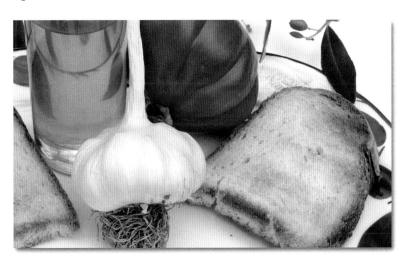

Valutazione bromatologica a porzione

Kcal	201
Proteine (%)	10
Lipidi (%)	12,3
Glucidi (%)	77,7
Fibra (g)	2,7
Colesterolo (mg)	0

Contenuti di valore per l'occhio: ★

Il **pomodoro** è ricco di vitamine e oligoelementi, ma soprattutto contiene carotenoidi ed è la più importante fonte di licopene.

Più è integrale e più il **pane** è ricco di vitamine e fibre.

L'**olio di oliva** è un'ottima fonte di acidi grassi insaturi.

Il **basilico** deve il suo profumo ai molti oli essenziali che contiene, i quali sono in grado di stimolare la secrezione salivare e gastrica.

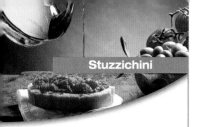

Valutazione bromatologica a porzione

Kcal	226
Proteine (%)	8,7
Lipidi (%)	36
Glucidi (%)	55,3
Fibra (g)	2,6
Colesterolo (mg)	0

Contenuti di valore per l'occhio: ★

Il **pomodoro** è ricco di vitamine e oligoelementi ma soprattutto contiene carotenoidi ed è la più importante fonte di licopene.

I **capperi** contengono vitamine A, C ed E, ma anche molto sodio.

Il **basilico** deve il suo profumo ai molti oli essenziali che contiene, i quali sono in grado di stimolare la secrezione salivare e gastrica.

Più è integrale e più il **pane** è ricco di vitamine e fibre.

Bruschetta ricca

Ingredienti e dosi per 4 persone

✓ 4 fette di pane casereccio tostate

✓ 100 g di pomodori sodi e maturi

✓ 8 foglie di basilico

✓ 2 cucchiai di olio extravergine di oliva

✓ 1 cucchiaio di capperi desalati

✓ 8 olive denocciolate

✓ 1 cucchiaino di origano in polvere

✓ sale e pepe q.b.

Preparazione

Pelare tutti i pomodori, dopo averli passati per pochi secondi in acqua bollente; tagliarli a filetti, privarli dei semi e lasciarli scolare dell'acqua. Fare un trito con po' un pomodoro, le olive ed il basilico.

Condire il pane con i filetti di pomodoro, una spruzzatina di origano, qualche cappero, 1 oliva a fette, trito di pomodoro e olive, sale, pepe e olio.

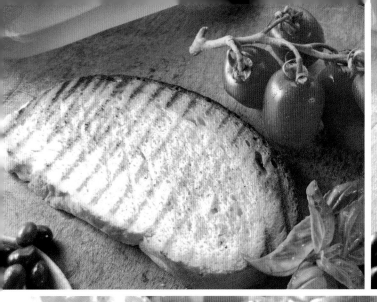
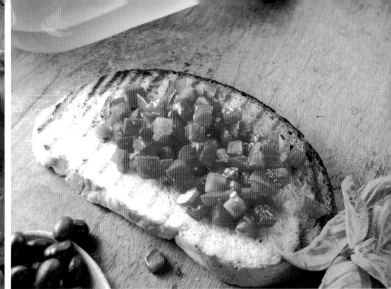
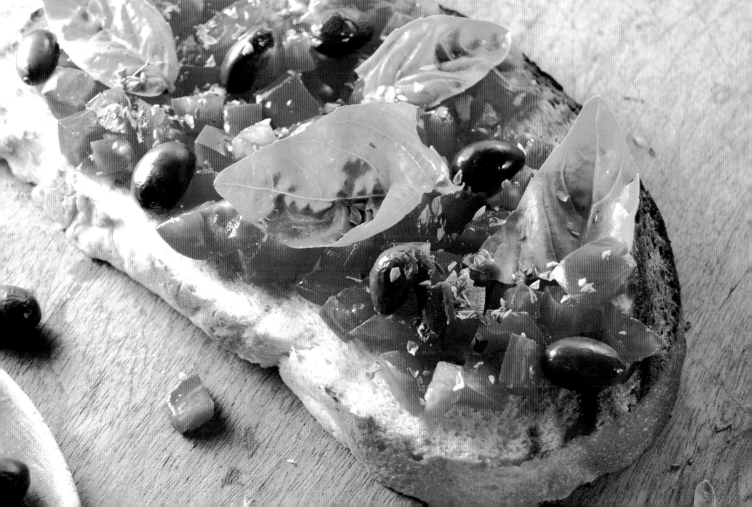

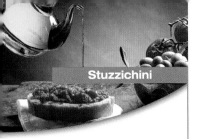

Valutazione bromatologica a porzione

Kcal	270
Proteine (%)	19,2
Lipidi (%)	78,5
Glucidi (%)	2,3
Fibra (g)	0
Colesterolo (mg)	54,4

Contenuti di valore per l'occhio: ★

Il **formaggio greco (feta)**, dal latte di mucca e pecora, è piccante e non troppo grasso.

Le **olive** sono ricche di grassi monoinsaturi, vitamina E e potassio.

Il **basilico** deve il suo profumo ai molti oli essenziali che contiene, i quali sono in grado di stimolare la secrezione salivare e gastrica.

Formaggio greco con **olive** e **basilico**

Ingredienti e dosi per 4 persone

✓ 16 cubetti di formaggio greco o di formaggio fresco di pecora

✓ 16 foglie di basilico

✓ 16 olive taggiasche denocciolate

Preparazione

Sopra ogni cubetto di formaggio greco mettere una foglia di basilico, sopra ancora un'oliva e poi infilare tutto su uno stuzzicadenti.

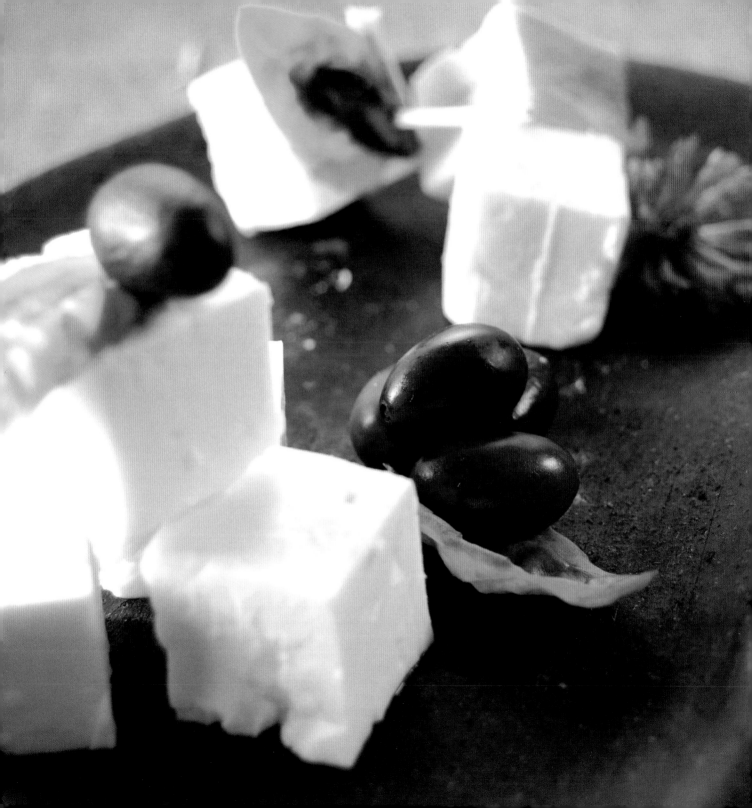

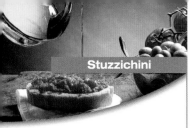

Valutazione bromatologica a porzione

Kcal	182
Proteine (%)	22,1
Lipidi (%)	73,3
Glucidi (%)	4,6
Fibra (g)	0
Colesterolo (mg)	23

Contenuti di valore per l'occhio: ★ ★

Il **pomodoro** è ricco di vitamine e oligoelementi, ma soprattutto contiene carotenoidi ed è la più importante fonte di licopene.
La **mozzarella** contiene proteine facilmente digeribili e calcio.
Il **basilico** deve il suo profumo ai molti oli essenziali che contiene, i quali sono in grado di stimolare la secrezione salivare e gastrica.
Il **pesto**, oltre all'**olio**, contiene in piccole dosi: **basilico**, **pinoli**, **parmigiano**, **pecorino** e **aglio** .

Pomodorini alla mozzarella e pesto

Ingredienti e dosi per 4 persone

✓ 8 pomodorini ciliegia

✓ 1 mozzarella

✓ 1 cucchiaio di pesto

Preparazione
Sbollentare per una decina di secondi i pomodorini, quindi raffreddarli sotto l'acqua fredda e pelarli.
Privare i pomodorini della loro calotta e svuotarli dei semi e salare.
Riempirli con uno o più dadini di mozzarella e aggiungere un poco di pesto fresco.

Pomodorini con la ricotta

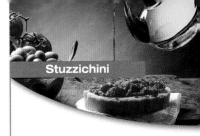

Ingredienti e dosi per 4 persone

✓ 250 g di ricotta fresca

✓ 16 pomodori datterini o pomodori piccoli piccadilly

✓ 16 foglie di basilico

✓ 1 spicchio di aglio

✓ 1 cucchiaio di olio extravergine di oliva

✓ sale e pepe q.b.

Preparazione

Lavare e asciugare i pomodorini, tagliare le parti superiori e svuotarne
la polpa. Capovolgere e lasciare scolare l'acqua per 15 minuti circa.
In una ciotola mettere l'olio, lo spicchio d'aglio tagliato in 4-6 pezzi,
il pepe, il sale, la ricotta e la polpa dei pomodori.
Mescolare fino a creare una crema omogenea, morbida e un po' densa
(la ricotta e il pomodoro devono essere in quantità tale da fare in modo
che la salsa non sia liquida).
Eliminare l'aglio, riempire i pomodorini e mettere sopra le foglie
di basilico.
Mettere in frigo per 20-30 minuti e poi servire.

Valutazione bromatologica a porzione

Kcal	160
Proteine (%)	17,3
Lipidi (%)	72
Glucidi (%)	10,7
Fibra (g)	0,9
Colesterolo (mg)	39,9

Contenuti di valore per l'occhio: ★ ★

La **ricotta** è un latticino gustoso e leggero che contiene molto calcio e una modesta quantità di vitamine.
Il **pomodoro** è ricco di vitamine e oligoelementi, ma soprattutto contiene carotenoidi ed è la più importante fonte di licopene.
L'**olio di oliva** è un'ottima fonte di acidi grassi insaturi.
Il **basilico** deve il suo profumo ai molti oli essenziali che contiene, i quali sono in grado di stimolare la secrezione salivare e gastrica.

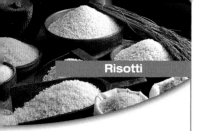

Valutazione bromatologica a porzione

Kcal	766
Proteine (%)	20,6
Lipidi (%)	44,6
Glucidi (%)	34,8
Fibra (g)	0,9
Colesterolo (mg)	150

Contenuti di valore per l'occhio: ★ ★

La **spigola (branzino)** è un pesce magro e digeribile, ricco di proteine e ω-3.
L'**olio di oliva** è un'ottima fonte di acidi grassi insaturi.
Il **parmigiano**, ricco di proteine facilmente digeribili, è poco grasso e contiene vitamina A e alcune vitamine del gruppo B.
Il **burro** è un derivato del latte composto da acidi grassi saturi.
Il **vino** contiene piccole quantità di flavonoidi.
Come la **cipolla** anche lo **scalogno** contiene flavonoidi.

Risotto al branzino

Ingredienti e dosi per 4 persone

✓ 300 g di riso Arborio

✓ 500 g di filetti di branzino

✓ 4 cucchiai di olio

✓ 1 scalogno

✓ 1 bicchiere di vino bianco secco

✓ 100 g di parmigiano grattugiato

✓ 60 g di burro

✓ 1 litro di brodo di pesce

✓ pepe nero e sale

Preparazione

In una teglia far soffriggere in olio lo scalogno tagliato sottile fino a imbiondirlo.
Unire il pesce a pezzettini pulito dalle spine.
Fare cuocere per 1-2 minuti e poi aggiungere sale e pepe.
Unire il riso e rigirarlo ripetutamente; versare il vino e farlo evaporare.
Aggiungere il brodo di pesce bollente, 1 mestolo per volta, man mano che viene assorbito.
Quando il riso è quasi pronto; aggiungere il burro ed il parmigiano, mantecare e servire ben caldo.

Risotto con i carciofi

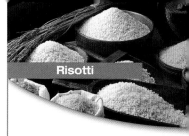

Ingredienti e dosi per 4 persone

✓ 300 g di riso Arborio

✓ 4 carciofi (preferibilmente di Liguria o Sardegna)

✓ ½ limone

✓ 1/8 di cipolla

✓ 1 litro di brodo vegetale (fatto artigianalmente oppure ottenuto sciogliendo 1 dado nell'acqua bollente)

✓ 60 g di burro

✓ 60 g di parmigiano grattugiato

✓ 4 cucchiai di olio vegetale

✓ sale e pepe q.b.

Preparazione dei carciofi

Asportare le foglie esterne più dure, tagliare i 2/3 anteriori e poi dividere il restante in 4 e asportare eventuali parti pungenti e la «barba».
Tagliarli a fettine sottili e metterli a bagno in acqua e limone.

Preparazione del risotto

In una teglia far soffriggere a fuoco basso la cipolla nell'olio.
Aggiungere i carciofi e farli cuocere per 7-8 minuti.
Salare e pepare leggermente.
Aggiungere il riso e farlo leggermente tostare.
Poi aggiungere un paio di mestoli di brodo bollente e cuocere il riso mescolando di tanto in tanto; aggiungere brodo secondo necessità fino a cottura quasi ultimata.
Quando il riso è quasi pronto, mantecare con il burro e il parmigiano.
Lasciar riposare per 2 minuti circa e servire con prezzemolo tagliato sottile.

Valutazione bromatologica a porzione

Kcal	579
Proteine (%)	10,4
Lipidi (%)	46,5
Glucidi (%)	43,1
Fibra (g)	3,2
Colesterolo (mg)	60

Contenuti di valore per l'occhio: ★ ★

Il **carciofo**, oltre ad avere molte fibre e sali minerali, è ricco di acido folico.
Il **parmigiano**, ricco di proteine facilmente digeribili, è poco grasso e contiene vitamina A e alcune vitamine del gruppo B.
Il **burro** è un derivato del latte composto da acidi grassi saturi.
Il **limone** contiene dosi elevate di vitamina C e β-carotene, contiene anche flavonoidi (soprattutto nell'albedo, sotto la buccia).
La **cipolla** contiene vitamina C e una buona quantità di flavonoidi (quercetina).

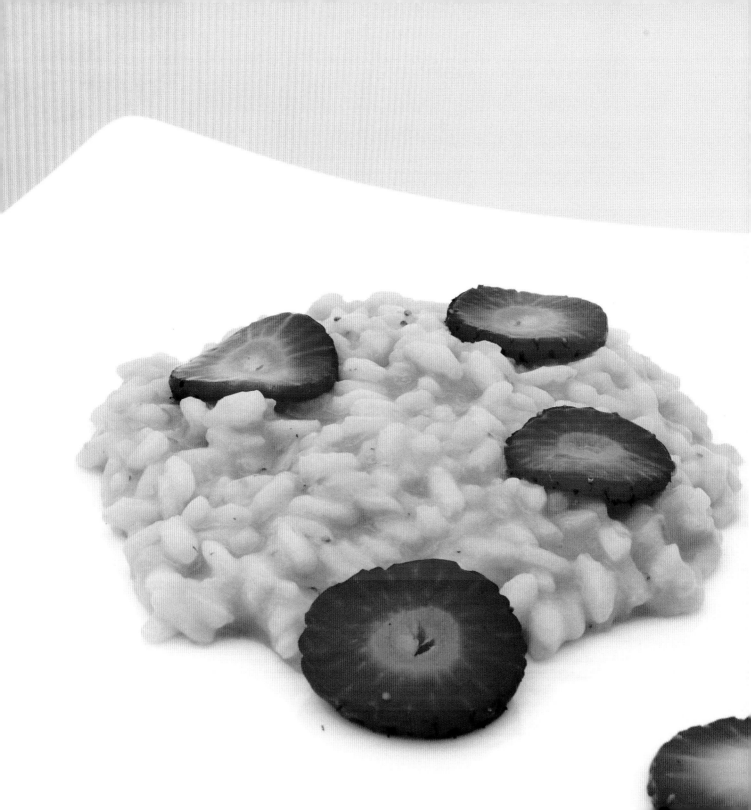

Risotto con le fragole

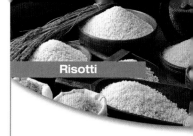
Ingredienti e dosi per 4 persone

✓ 300 g di riso

✓ 200 g di fragole

✓ ½ bicchiere di vino bianco secco

✓ 1 litro di brodo vegetale

✓ 1 scalogno

✓ 30 g di burro

✓ 2 cucchiai di olio extravergine di oliva

✓ 30 g di parmigiano

Preparazione

Far cuocere molto lentamente lo scalogno tritato in una casseruola
con un po' d'olio e burro.
Aggiungere il riso e far rosolare per 2 minuti circa.
Versare il vino e cuocere fino a evaporazione avvenuta.
Continuare la cottura del riso, aggiungendo 1 mestolo di brodo bollente
ogni qual volta è stato assorbito.
A cottura quasi ultimata, aggiungere le fragole tagliate a pezzi.
Dopo un poco aggiungere il burro e il parmigiano e mantecare
energicamente.
Decorare con alcune mezze fragole e servire.
Per un maggior contrasto di sapore, si può servire decorando
con scaglie/lamine di parmigiano.

Valutazione bromatologica a porzione

Kcal	503
Proteine (%)	11,4
Lipidi (%)	35,8
Glucidi (%)	52,8
Fibra (g)	1,7
Colesterolo (mg)	60,2

Contenuti di valore per l'occhio: ★ ★

Le **fragole** sono una buona fonte di vitamina C e di antocianosidi.
Il **burro** è un derivato del latte composto da acidi grassi saturi.
Il **parmigiano**, ricco di proteine facilmente digeribili, è poco grasso e contiene vitamina A e alcune vitamine del gruppo B.
Il **vino** contiene piccole quantità di flavonoidi.
Come la **cipolla** anche lo **scalogno** contiene flavonoidi.

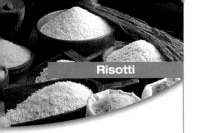

**Valutazione
bromatologica
a porzione**

Kcal	588
Proteine (%)	10,8
Lipidi (%)	45,7
Glucidi (%)	43,5
Fibra (g)	2,6
Colesterolo (mg)	60

**Contenuti di valore
per l'occhio:** ★ ★

Il **radicchio** è ricco di flavonoidi e vitamine A, B e C.
Il **parmigiano**, ricco di proteine facilmente digeribili, è
poco grasso e contiene vitamina A e alcune vitamine del
gruppo B.
La **cipolla** contiene vitamina C e una buona quan-
tità di flavonoidi (quercetina).
L'**olio di oliva** è un'ottima
fonte di acidi grassi insaturi.
Il **vino rosso** contiene resveratrolo e flavonoidi.

Risotto al radicchio rosso di Treviso

Ingredienti e dosi per 4 persone

✓ 300 g di riso Vialone Nano

✓ 400 g di radicchio rosso di Treviso

✓ 60 g di burro

✓ 3 cucchiai di olio extravergine di oliva

✓ 1 cipolla

✓ ½ bicchiere di vino rosso

✓ 1 litro di brodo di carne

✓ 60 g di parmigiano grattugiato

✓ sale e pepe q.b.

Preparazione

Tagliare a pezzetti il radicchio; pulirlo, lavarlo e lasciare da parte i cuori
tagliati a spicchi.
Imbiondire la cipolla con l'olio; aggiungere il radicchio e cuocere per
2-3 minuti.
Irrorare con il vino rosso e portarlo a evaporazione.
Aggiungere il riso, mescolare e poi aggiungere un mestolo per volta
di brodo bollente.
Intanto saltare nel burro rimanente i cuoricini di radicchio e, quando
sono ancora un po' croccanti, aggiungerli al riso; portare a cottura
completa.
Infine, aggiungere il parmigiano e un pizzico di pepe e girare fino ad
amalgamare bene; servire bollente.

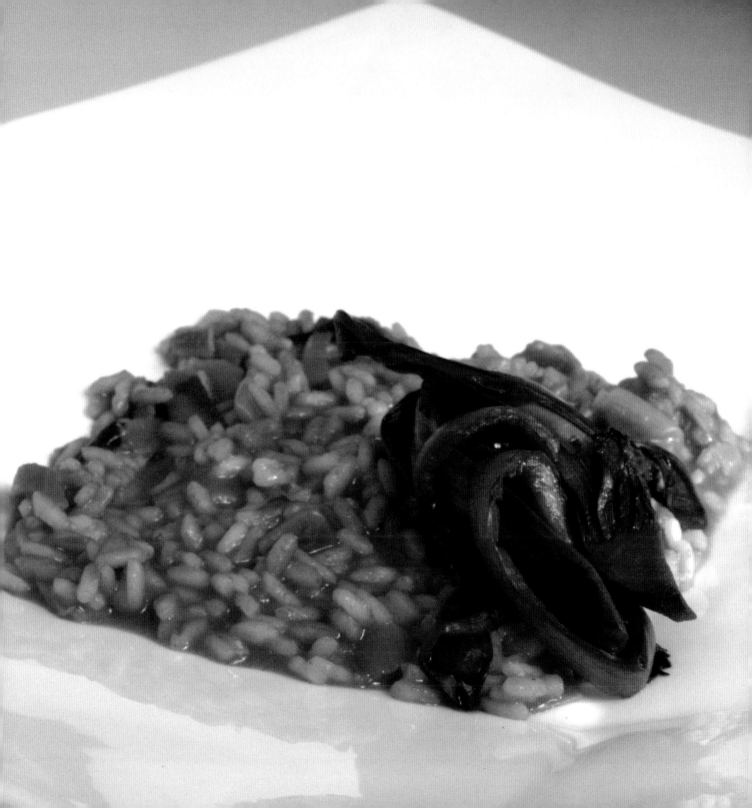

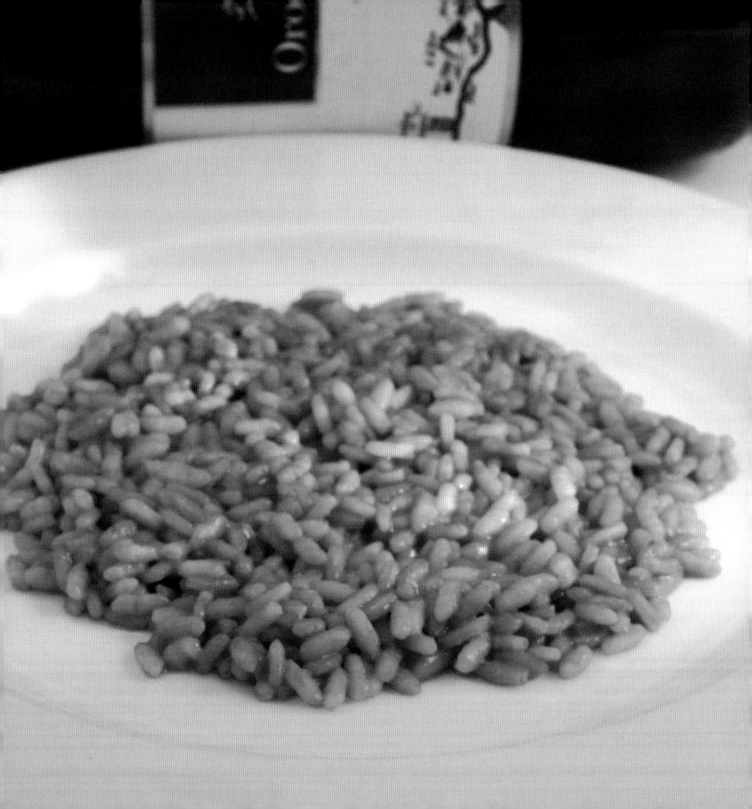

Risotto al vino rosso

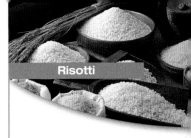
Ingredienti e dosi per 4 persone

✓ 300 g di riso Carnaroli

✓ 2 bicchieri di Amarone o Barolo o Barbera

✓ 4 cucchiai di olio extravergine di oliva

✓ 1/8 di cipolla tagliata sottile

✓ ¼ di carota tagliata sottile

✓ 1 foglia di sedano tagliata sottile

✓ 1 litro di brodo di carne

✓ 60 g di parmigiano

✓ 60 g di burro

✓ sale e pepe q.b.

Preparazione

Far soffriggere nell'olio cipolla, carota e sedano.
Mettere il riso e farlo tostare leggermente.
Aggiungere il vino e farlo evaporare.
Aggiungere il brodo di carne bollente, un mestolo per volta, man mano che evapora.
A riso quasi pronto, mettere il burro e il parmigiano e mantecare.

Valutazione bromatologica a porzione

Kcal	678
Proteine (%)	8,7
Lipidi (%)	39,7
Glucidi (%)	51,6
Fibra (g)	2,2
Colesterolo (mg)	60,1

Contenuti di valore per l'occhio: ★ ★

Il **vino rosso** contiene resveratrolo e flavonoidi.
Il **burro** è un derivato del latte composto da acidi grassi saturi.
Il **parmigiano**, ricco di proteine facilmente digeribili, è poco grasso e contiene vitamina A e alcune vitamine del gruppo B.
Il **sedano** ha proprietà diuretiche e anche afrodisiache; contiene minerali, vitamine idrosolubili e flavonoidi.
La **carota** è un'ottima fonte di β-carotene, inoltre stimola la diuresi e la motilità intestinale.
La **cipolla** contiene vitamina C e una buona quantità di flavonoidi (quercetina).
L'**olio di oliva** è un'ottima fonte di acidi grassi insaturi.

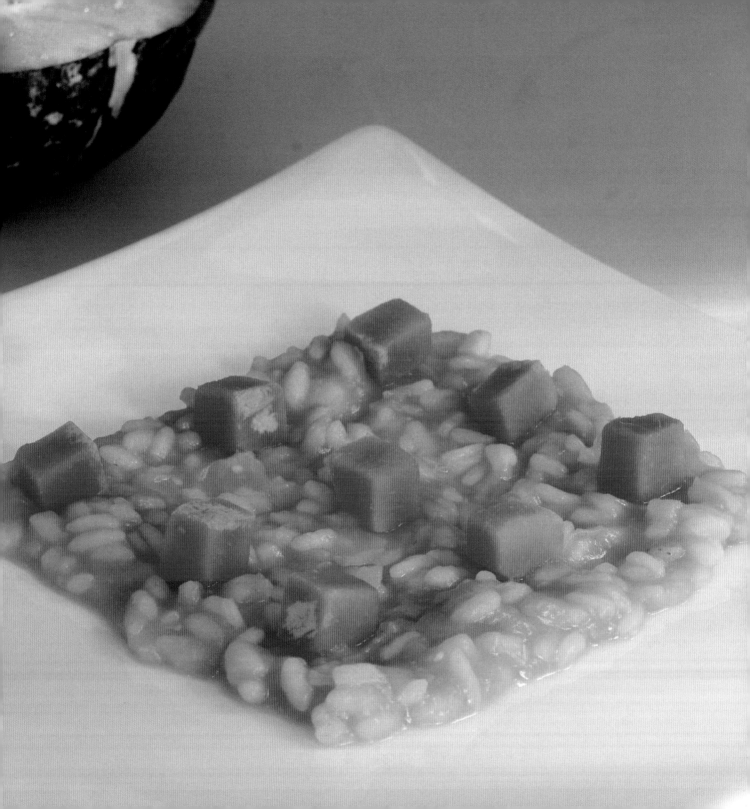

Risotto alla zucca

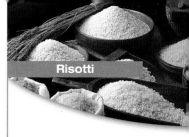

Ingredienti e dosi per 4 persone

✓ 300 g riso Carnaroli

✓ 800 g di polpa di zucca a pezzetti

✓ 4 cucchiai di olio extravergine di oliva

✓ ½ cipolla

✓ 1 litro di brodo vegetale

✓ 60 g di burro

✓ 60 g di parmigiano

✓ sale e pepe nero

✓ a piacere ½ bicchiere di vino bianco secco

Preparazione

In una casseruola, far soffriggere la cipolla nell'olio fino a farla rosolare.
Aggiungere la zucca e farla cuocere per circa 10 minuti o, meglio, fino a quando diventa morbida.
Unire il riso e mescolare bene per farlo insaporire; salare e pepare.
Se si opta per il vino, questo è il momento di versarlo e farlo evaporare.
Aggiungere un mestolo di brodo bollente man mano che viene assorbito.
Quando il riso è quasi pronto, aggiungere il burro, il parmigiano e mantecare.

Valutazione bromatologica a porzione

Kcal	599
Proteine (%)	10,5
Lipidi (%)	45
Glucidi (%)	44,5
Fibra (g)	0,9
Colesterolo (mg)	60,2

Contenuti di valore per l'occhio: ★ ★

La **zucca** è un'ottima fonte di carotenoidi, vitamina C e vitamine del gruppo B.
Il **burro** è un derivato del latte composto da acidi grassi saturi.
Il **parmigiano**, ricco di proteine facilmente digeribili, è poco grasso e contiene vitamina A e alcune vitamine del gruppo B.
L'**olio di oliva** è un'ottima fonte di acidi grassi insaturi.

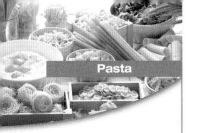

Valutazione bromatologica a porzione

Kcal	492
Proteine (%)	14
Lipidi (%)	36,4
Glucidi (%)	49,6
Fibra (g)	2,3
Colesterolo (mg)	45,6

Contenuti di valore per l'occhio: ★ ★

La **zucca** è un'ottima fonte di carotenoidi, vitamina C e vitamine del gruppo B.
La **ricotta** è un latticino gustoso e leggero che contiene molto calcio e una modesta quantità di vitamine.
La **cipolla** contiene vitamina C e una buona quantità di flavonoidi (quercetina).
L'**olio di oliva** è un'ottima fonte di acidi grassi insaturi.
La **noce moscata** contiene oli essenziali, ha proprietà digestive e può essere anche allucinogena.
Dopo aver lavato bene l'epidermide, la parte esterna della **buccia dell'arancia**, il flavedo, contiene oli essenziali e anche carotenoidi.

Conchiglie con la zucca

Ingredienti e dosi per 4 persone

✓ 300 g di conchiglie

✓ 600 g di zucca sbucciata e privata dei semi e dei filamenti

✓ 300 g di ricotta

✓ 1 cipolla bianca

✓ 4 cucchiai di olio extravergine di oliva

✓ noce moscata: una grattata

✓ scorza d'arancia: una grattata

✓ sale e pepe nero q.b.

Preparazione

In un tegame far rosolare in olio la cipolla e poi aggiungere la zucca e farla cuocere fino a farla diventare bella morbida, aggiungendo acqua secondo necessità.
Salare e pepare.
In una terrina preriscaldata mettere la ricotta con un paio di cucchiai di acqua calda, aggiungere sale, pepe e la noce moscata grattugiata e mescolare fino ad ottenere una crema morbida.
Cuocere le conchiglie e versarle calde nella terrina contenente la ricotta; addizionare la zucca e mescolare, aggiungere una grattata di scorza d'arancia e servire.

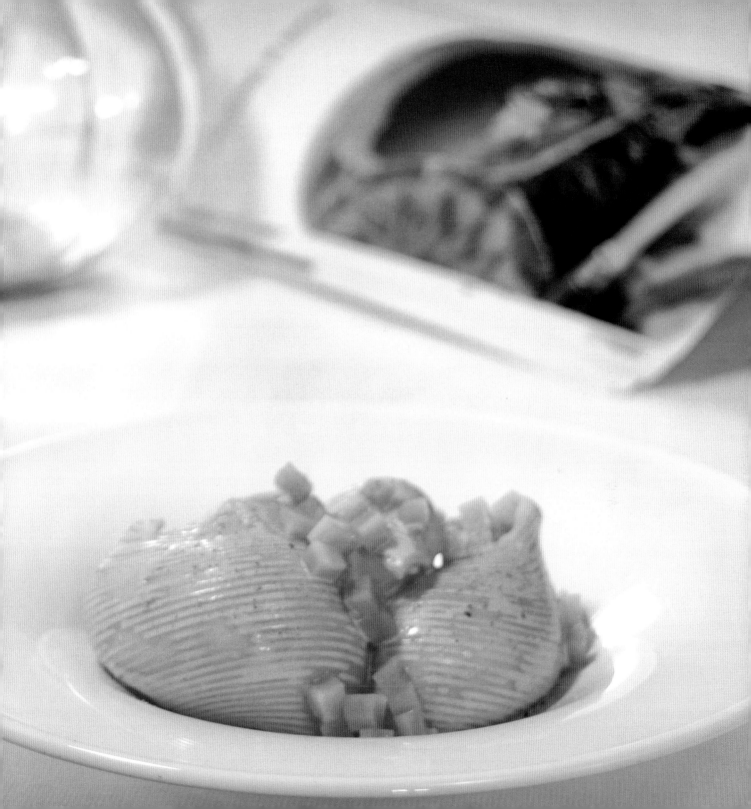

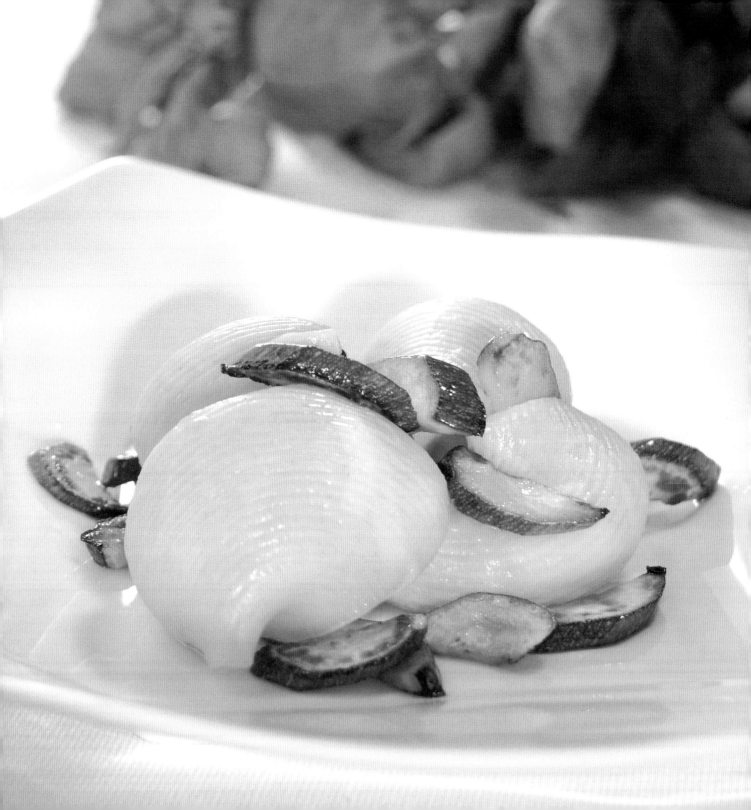

Conchiglie con le zucchine

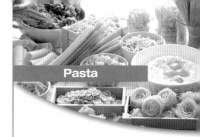

Ingredienti e dosi per 4 persone

✓ 300 g di conchiglie

✓ 5 piccole zucchine trombette

✓ 4 cucchiai di olio extravergine di oliva

✓ ½ cipolla

✓ sale e pepe q.b.

Preparazione

Far imbiondire molto lentamente la cipolla tagliata sottile in olio, aggiungere le zucchine tagliate a rondelle e cuocerle nell'olio per qualche minuto.
Lessare le conchiglie in abbondante acqua salata, scolarle al dente.
Unire le conchiglie e le zucchine in una zuppiera, condirle con un po' d'olio crudo, sale e pepe.

Valutazione bromatologica a porzione

Kcal	363
Proteine (%)	11
Lipidi (%)	27,7
Glucidi (%)	61,3
Fibra (g)	3,4
Colesterolo (mg)	0

Contenuti di valore per l'occhio: ★ ★

Le **zucchine** contengono poche calorie e sono molto ricche di carotenoidi, vitamina C ed E.
L'**olio di oliva** è un'ottima fonte di acidi grassi insaturi.
La **cipolla** contiene vitamina C e una buona quantità di flavonoidi (quercetina).

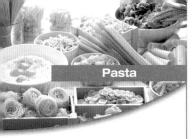

Valutazione bromatologica a porzione

Kcal	578
Proteine (%)	29
Lipidi (%)	32,1
Glucidi (%)	38,9
Fibra (g)	2,7
Colesterolo (mg)	76

Contenuti di valore per l'occhio: ★ ★

Il **pesce** è in genere ricco di ω-3.

Il **pomodoro** è ricco di vitamine e oligoelementi, ma soprattutto contiene carotenoidi ed è la più importante fonte di licopene.

L'**aglio** contiene selenio, zinco e aliina, responsabile del sapore e dell'odore penetrante e persistente; quest'ultima si trasforma in allicina che ha azione antibatterica, ipocolesterolemizzante e antipertensiva.

L'**olio di oliva** è un'ottima fonte di acidi grassi insaturi.

Linguine al ragù di pesce di Cinzio

Ingredienti e dosi per 4 persone

✓ 300 g di linguine

✓ 1 scorfano da 300-400 g

✓ 200 g di pesce misto a piacere: alici, sgombro, cernia, gallinella, merluzzo

✓ 1 spicchio di aglio

✓ 100 g di polpa di pomodoro

✓ 4 cucchiai di olio extravergine di oliva

✓ sale e pepe q.b.

Preparazione

Pulire con molta cura il pesce, eliminando squame, pelle, interiora, spine e ricavarne dei filetti o dei pezzetti.

In olio di oliva far rosolare il pesce ed aggiungere uno spicchio di aglio.

Aggiungere quindi la polpa di pomodoro o meglio 4 pomodorini di Pachino tagliati in 4 parti e un po' d'acqua per far cuocere il pesce; pepare e salare.

Lasciar cuocere per 10-15 minuti anche per farlo asciugare.

A parte, cuocere le linguine in acqua salata e scolarle al dente; versarle nel sugo e cuocere ancora per 1-2 minuti.

La bontà del sugo dipende molto dalla freschezza e dal tipo di pesce e dalla dolcezza dei pomodori.

A piacere aggiungere profumi mediterranei quali origano, basilico, capperi.

Penne alla ricotta

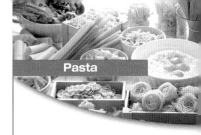

Ingredienti e dosi per 4 persone

✓ 300 g di penne

✓ 200 g di latte

✓ 100 g di ricotta

✓ 1 cucchiaino di zucchero

✓ 1 cucchiaino di cannella in polvere

✓ 1 cucchiaino di maggiorana

✓ sale e pepe q.b.

Preparazione

Intanto che le penne cuociono in abbondante acqua, mettere in un'insalatiera la ricotta con il latte caldo, lo zucchero, la cannella, sale, pepe e maggiorana e sbattere con una forchetta fino a farne una crema morbida e omogenea.
Scolare bene la pasta e versare sopra la crema di ricotta, mescolare bene e servire.

Valutazione bromatologica a porzione

Kcal	341
Proteine (%)	15,5
Lipidi (%)	14
Glucidi (%)	70,5
Fibra (g)	2,1
Colesterolo (mg)	16,1

Contenuti di valore per l'occhio: ★

Il **latte** (soprattutto quello intero) ha un buon equilibrio tra zuccheri grassi e proteine, contiene calcio e fosforo in abbondanza, ma soprattutto vitamine antiossidanti liposolubili e vitamine idrosolubili.

La **ricotta** è un latticino gustoso e leggero che contiene molto calcio e una modesta quantità di vitamine.

La **cannella** è profumata e afrodisiaca, stimola la digestione, riduce il livello ematico di colesterolo e trigliceridi e potenzia l'azione dell'insulina.

La **maggiorana** è ricca di oli essenziali.

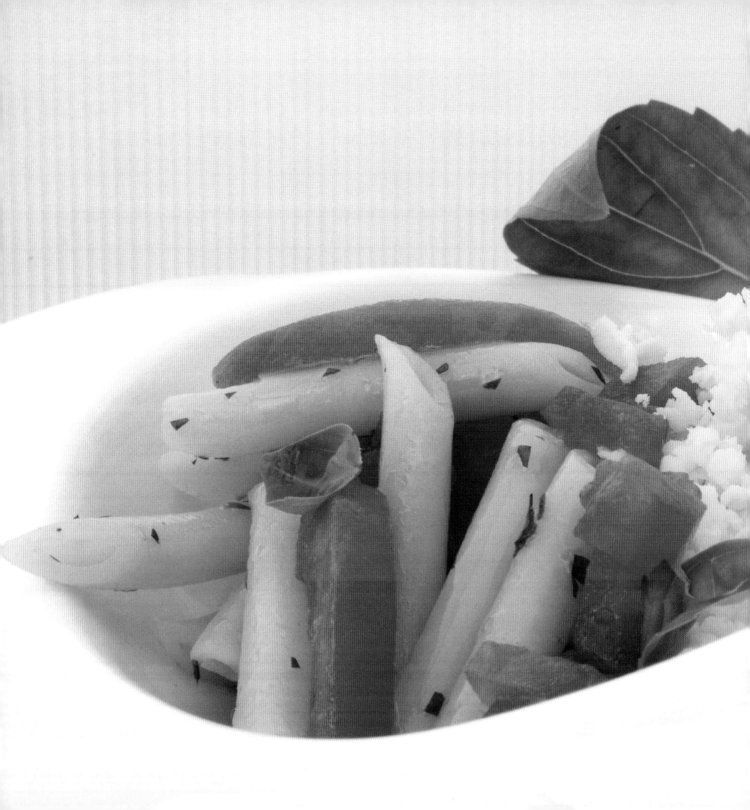

Maccheroncini alla caprese

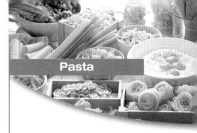

Ingredienti e dosi per 4 persone

- ✓ 300 g di maccheroncini
- ✓ 4 pomodori maturi
- ✓ 300 g di mozzarella
- ✓ 30 g di olive taggiasche snocciolate
- ✓ 2 cucchiai di capperi desalati
- ✓ ½ cucchiaino di origano
- ✓ 6 foglie di basilico
- ✓ 4 cucchiai di olio extravergine di oliva
- ✓ sale a piacere

Preparazione

Spellare, tagliare i pomodori ed eliminare i semi e lasciar scolare l'acqua.
Tagliare la mozzarella a pezzetti e le olive a rondelle.
Cuocere la pasta e poi farla raffreddare stesa su una teglia con un cucchiaio di olio e girare per evitare che si attacchi; quindi mettere in una terrina.
Versare sulla pasta i pomodori, i pezzetti di mozzarella, le olive ed i capperi, olio, sale, origano e basilico e girare per bene.

Valutazione bromatologica a porzione

Kcal	589
Proteine (%)	16,8
Lipidi (%)	43,9
Glucidi (%)	39,3
Fibra (g)	4,1
Colesterolo (mg)	36,8

Contenuti di valore per l'occhio: ★

Il **pomodoro** è ricco di vitamine e oligoelementi, ma soprattutto contiene carotenoidi ed è la più importante fonte di licopene.

La **mozzarella** contiene proteine facilmente digeribili e calcio.

Le **olive** sono ricche di grassi monoinsaturi, vitamina E e potassio.

L'**olio di oliva** è un'ottima fonte di acidi grassi insaturi.

I **capperi** contengono vitamine A, C ed E, ma anche molto sodio.

L'**origano** è ricco di oli essenziali.

Il **basilico** deve il suo profumo ai molti oli essenziali che contiene, i quali sono in grado di stimolare la secrezione salivare e gastrica.

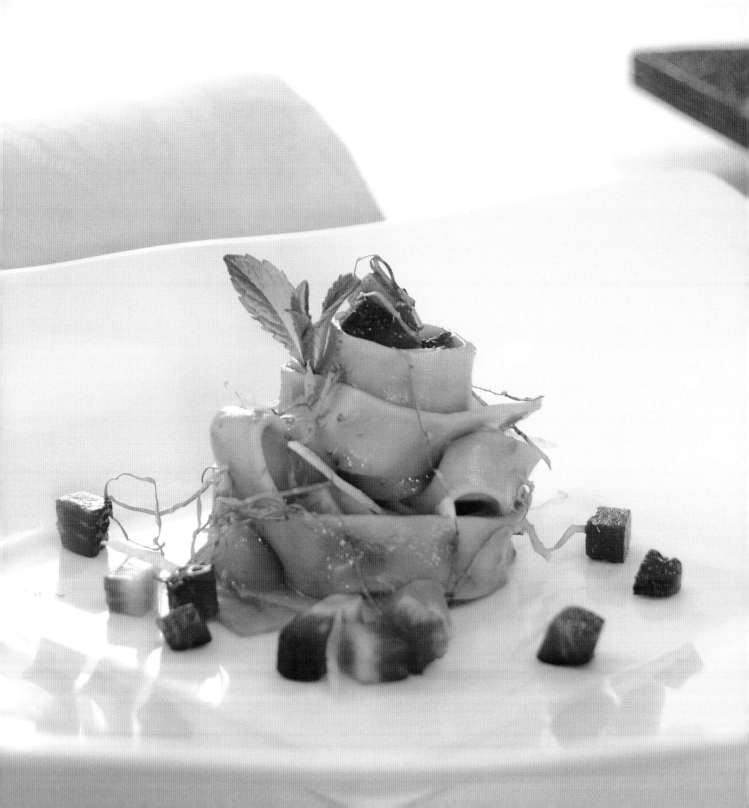

Pappardelle alle fragole

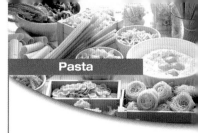
Ingredienti e dosi per 4 persone

✓ 300 g di pappardelle o tagliatelle larghe all'uovo

✓ 300 g di fragole piccole mature

✓ 100 g di yogurt bianco naturale

✓ 50 g di ricotta di pecora

✓ 2 cucchiai di olio extravergine di oliva

✓ ½ limone: la buccia gialla

✓ 4 foglie di menta

✓ 6 foglie di basilico

Preparazione

Nel frullatore mettere metà delle fragole, lo yogurt e la ricotta e frullare bene.
Cuocere la pasta in acqua salata e scolarla.
Intiepidire in un tegame l'olio ed il basilico in foglie, versare la pasta
e farla girare per pochi secondi.
Poi spegnere il fuoco e versare sopra quanto frullato e girare bene.
Quindi, mettere la menta tagliuzzata sottile e la buccia gialla di mezzo
limone e girare; infine, aggiungere l'altra metà di fragole tagliate a pezzi
grossi, girare e servire.

Valutazione bromatologica a porzione

Kcal	445
Proteine (%)	12,5
Lipidi (%)	30,2
Glucidi (%)	57,3
Fibra (g)	3,6
Colesterolo (mg)	85,6

Contenuti di valore per l'occhio: ★ ★

Le **fragole** sono una buona fonte di vitamina C e di antocianosidi.

Lo **yogurt** possiede un alto indice di sazietà e, oltre ai fermenti lattici vivi, contiene vitamine del gruppo B e acido folico.

La **ricotta** è un latticino gustoso e leggero che contiene molto calcio e una modesta quantità di vitamine.

L'**olio di oliva** è un'ottima fonte di acidi grassi insaturi.

Le foglie di **menta** contengono flavonoidi e il suo olio essenziale ha effetto antispastico.

Il **basilico** deve il suo profumo ai molti oli essenziali che contiene, i quali sono in grado di stimolare la secrezione salivare e gastrica.

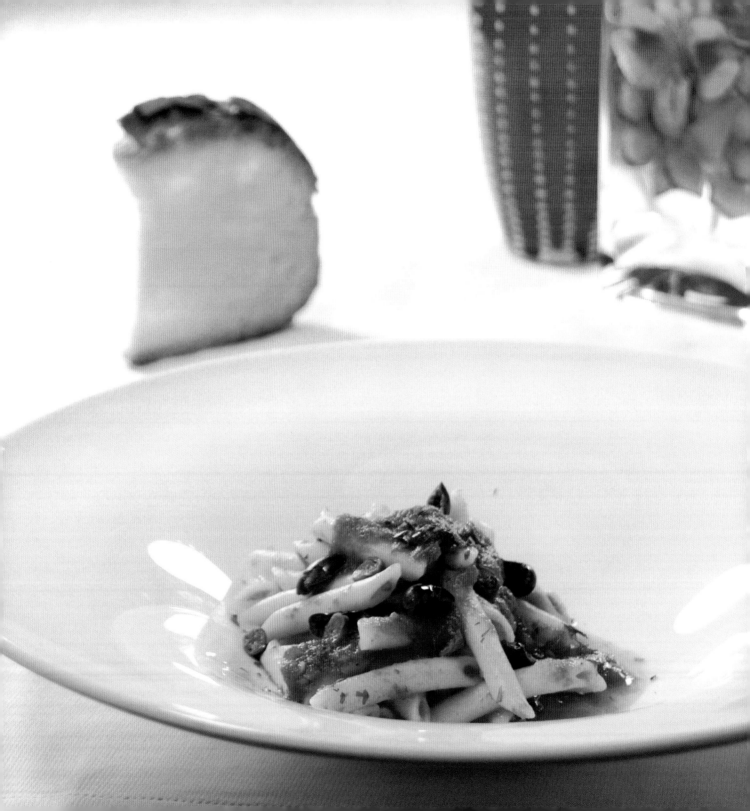

Penne o **spaghetti** all'arrabbiata

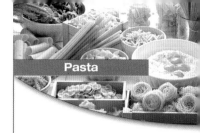

Ingredienti e dosi per 4 persone

- ✓ 300 g di penne o di spaghetti
- ✓ 400 g di polpa di pomodoro fresco
- ✓ 30 g di cipolla
- ✓ 30 g di olive taggiasche denocciolate
- ✓ 1 cucchiaio di capperi salati
- ✓ 1 peperoncino piccante intero
- ✓ 1 ciuffo di basilico
- ✓ 3 cucchiai di olio extravergine di oliva
- ✓ sale q.b.

Preparazione

In una larga casseruola, far riscaldare l'olio e farvi rosolare lentamente la cipolla tritata.

Aggiungere il peperoncino intero triturato, le olive ed i capperi.

Unire quindi la polpa di pomodoro e far cuocere il tutto per circa 5 minuti. Saltare rapidamente la pasta nel sugo e servire aggiungendo il basilico fresco.

Valutazione bromatologica a porzione

Kcal	393
Proteine (%)	10,5
Lipidi (%)	30,2
Glucidi (%)	59,3
Fibra (g)	4,4
Colesterolo (mg)	0

Contenuti di valore per l'occhio: ★

Il **pomodoro** è ricco di vitamine e oligoelementi, ma soprattutto contiene carotenoidi ed è la più importante fonte di licopene.

Il **peperoncino** contiene la capsaicina, che lo rende piccante, ma soprattutto carotenoidi e flavonoidi.

Le **olive** sono ricche di grassi monoinsaturi, vitamina E e potassio.

I **capperi** contengono vitamine A, C ed E, ma anche molto sodio.

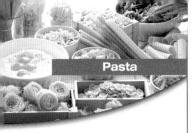

Valutazione bromatologica a porzione

Kcal	447
Proteine (%)	14,7
Lipidi (%)	34,1
Glucidi (%)	51,2
Fibra (g)	4,1
Colesterolo (mg)	18,2

Contenuti di valore per l'occhio: ★

Il **pomodoro** è ricco di vitamine e oligoelementi, ma soprattutto contiene carotenoidi ed è la più importante fonte di licopene.

Il **basilico** deve il suo profumo ai molti oli essenziali che contiene, i quali sono in grado di stimolare la secrezione salivare e gastrica.

Il **parmigiano**, ricco di proteine facilmente digeribili, è poco grasso e contiene vitamina A e alcune vitamine del gruppo B.

L'**olio di oliva** è un'ottima fonte di acidi grassi insaturi.

Penne al pomodoro e basilico

Ingredienti e dosi per 4 persone

✓ 300 g di penne

✓ 4 pomodori ben maturi

✓ 6 cucchiai di olio extravergine di oliva

✓ 16 foglie di basilico fresco

✓ 8 cucchiai di parmigiano fresco appena grattugiato

Preparazione

Mezz'ora prima del pasto, sbucciare i pomodori; togliere i semi e tagliarli a pezzetti, salarli e lasciare scolare l'acqua; rimuovere l'acqua formatasi dal pomodoro, aggiungere l'olio e il basilico e mescolare bene. Lasciar riposare per 20-30 minuti.

Cuocere la pasta al dente e poi versarla nella teglia contenente il pomodoro, l'olio e il basilico, ma prima di versare la pasta nella terrina, rimuovere ancora l'eventuale acqua formatasi.

Condire con il parmigiano.

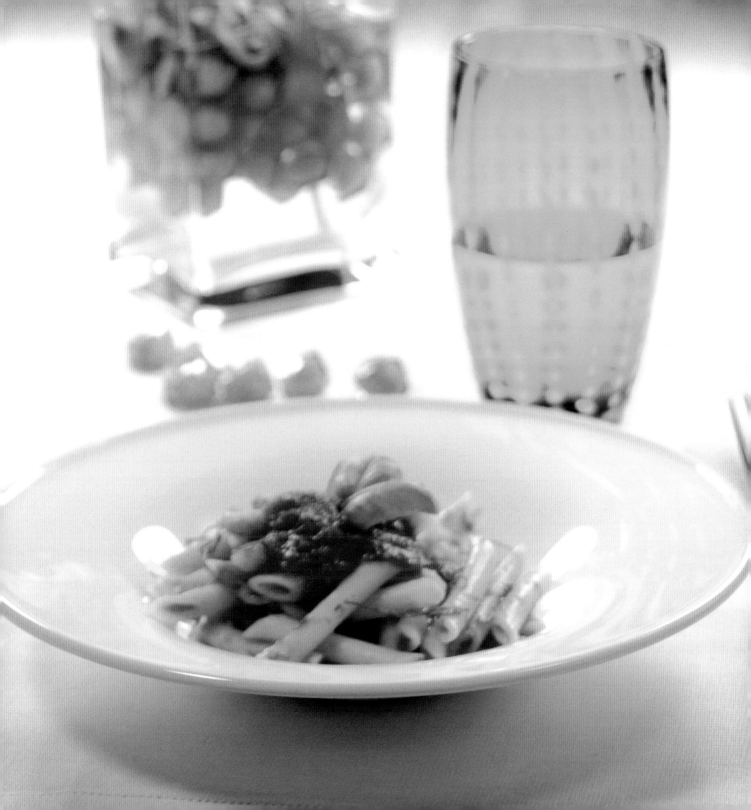

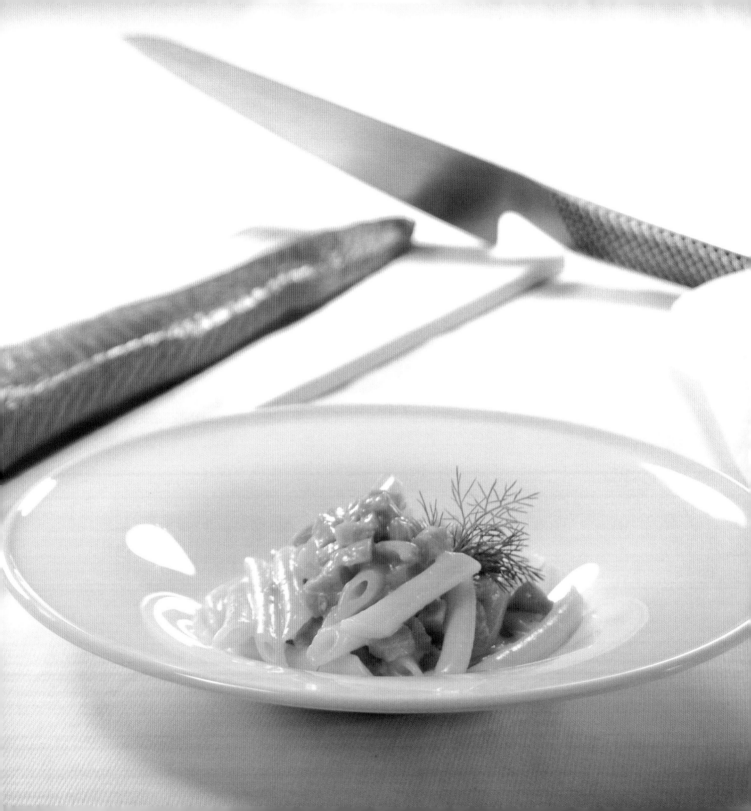

Penne al salmone

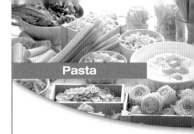

Ingredienti e dosi per 4 persone

✓ 300 g di penne

✓ 150 g di salmone affumicato

✓ 70 g di panna da cucina

✓ 1 bicchierino di vodka

✓ 60 g di burro

✓ 1 ciuffetto di finocchietto tritato

Preparazione

Tagliare il salmone a fettine sottili e corte.
Scaldare il burro in una padella e cuocere a fuoco lento il salmone; aggiungere la vodka e lasciar evaporare; nel frattempo cuocere la pasta in abbondante acqua bollente salata.
A pasta quasi cotta unire al salmone la panna e il prezzemolo; lasciar scaldare.
Versare il tutto sulla pasta dopo averla scolata e posta in una terrina da portata.

Valutazione bromatologica a porzione

Kcal	519
Proteine (%)	16,8
Lipidi (%)	36,6
Glucidi (%)	46,6
Fibra (g)	2,1
Colesterolo (mg)	62,5

Contenuti di valore per l'occhio: ★ ★

Il **salmone** è ricco di ω-3 e oligominerali, ma soprattutto di astaxantina che ottiene dai crostacei di cui si nutre.
Il **burro** è un derivato del latte composto da acidi grassi saturi.
La **panna** ha un elevato contenuto di grassi, ma è anche molto gustosa.
Il **finocchietto** contiene oli essenziali e flavonoidi.

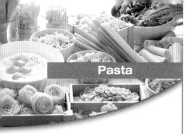

Valutazione bromatologica a porzione

Kcal	426
Proteine (%)	14,9
Lipidi (%)	34,3
Glucidi (%)	50,8
Fibra (g)	2,2
Colesterolo (mg)	88

Contenuti di valore per l'occhio: ★

La **bottarga** ha un elevato contenuto di ω-3, ma anche di sale e colesterolo.

L'**olio di oliva** è un'ottima fonte di acidi grassi insaturi.

Il **limone** contiene dosi elevate di vitamina C e β-carotene, contiene anche flavonoidi (soprattutto nell'albedo, sotto la buccia).

Il **peperoncino** contiene la capsaicina che lo rende piccante, ma soprattutto carotenoidi e flavonoidi.

L'**aglio** contiene selenio, zinco e aliina, responsabile del sapore e dell'odore penetrante e persistente; quest'ultima si trasforma in allicina che ha azione antibatterica, ipocolesterolemizzante e antipertensiva.

Spaghetti alla bottarga

Ingredienti e dosi per 4 persone

✓ 300 g di spaghetti

✓ 80 g di bottarga di muggine

✓ 1/2 spicchio d'aglio

✓ 1 limone lavato

✓ 4 cucchiai di olio extravergine di oliva

✓ sale e peperoncino q.b.

Preparazione

In una terrina grattugiare la bottarga e la scorza di un limone. Aggiungere a piacere un po' d'aglio spremuto e un poco di peperoncino secco frantumato e dell'ottimo olio extravergine di oliva. Mettere a cuocere la pasta in acqua salata e durante la cottura prendere un mestolino d'acqua bollente, versarlo nella terrina e mescolare finché olio e bottarga non saranno ben emulsionati. Versare quindi gli spaghetti scolati nella terrina, mescolare bene ed infine servire.

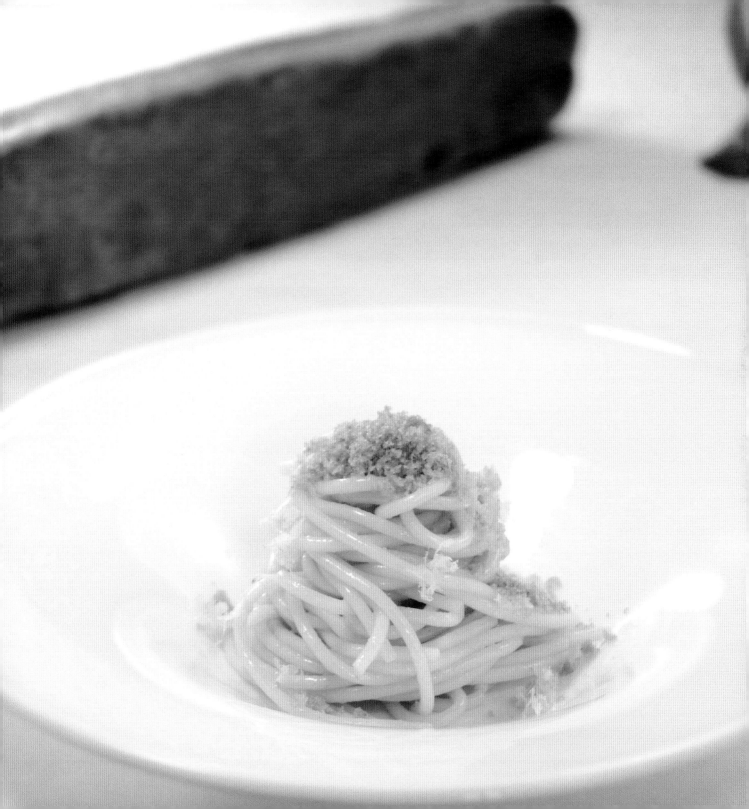

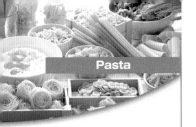

Valutazione bromatologica a porzione

Kcal	591
Proteine (%)	14,9
Lipidi (%)	47,5
Glucidi (%)	37,6
Fibra (g)	4,4
Colesterolo (mg)	32,5

Contenuti di valore per l'occhio: ★ ★

Il **tonno** è ricco di proteine e contiene buone quantità di ω-3.
Il **pomodoro** è ricco di vitamine e oligoelementi, ma soprattutto contiene carotenoidi ed è la più importante fonte di licopene.
Le **olive** sono ricche di grassi monoinsaturi, vitamina E e potassio.
I **capperi** contengono vitamine A, C ed E, ma anche molto sodio.
L'**aglio** contiene selenio, zinco e aliina, responsabile del sapore e dell'odore penetrante e persistente; quest'ultima si trasforma in allicina che ha azione antibatterica, ipocolesterolemizzante e antipertensiva.
Il **prezzemolo** contiene flavonoidi e anche apiolo, un antispastico, antipiretico e stimolante la contrattilità uterina.

Spaghetti al tonno

Ingredienti e dosi per 4 persone

✓ 300 g di spaghetti

✓ 200 g di tonno in scatola, scolato dell'olio

✓ 6 pomodorini maturi

✓ 8 cucchiai di olio extravergine di oliva

✓ 16 olive snocciolate

✓ 2 cucchiai di capperi desalati

✓ 1 spicchio di aglio

✓ 2 ciuffi di prezzemolo

✓ sale e pepe q.b.

Preparazione

Scaldare l'olio con l'aglio tritato e prima che prenda colore aggiungere i pomodori, il prezzemolo e far cuocere per 4-5 minuti.
Aggiungere il tonno spezzettato e le olive tagliate a rondelle e far cuocere per 5-6 minuti.
Nel frattempo cuocere gli spaghetti e, a cottura avvenuta, versarli in una zuppiera contenente il sugo e girare.

Tagliolini ai carciofi

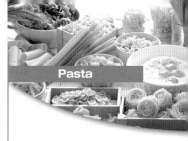

Ingredienti e dosi per 4 persone

✓ 300 g di tagliolini

✓ 4-6 carciofi (a seconda delle dimensioni)

✓ 2 tuorli d'uovo

✓ 60 g di pecorino piccante grattugiato

✓ ½ cipolla

✓ ½ bicchiere di vino bianco

✓ 30 g di burro

✓ 1 cucchiaino di olio

✓ sale e pepe q.b.

Preparazione

Eliminare le foglie esterne, le parti dure e l'eventuale peluria interna dei carciofi; tagliarli a fettine e metterli in acqua con qualche goccia di limone.
Fare un soffritto di cipolla e poi aggiungere i carciofi, sale e pepe e far cuocere.
Dopo qualche minuto versare il vino bianco, un mestolo d'acqua calda e far cuocere per 15-20 minuti.
Sbattere i tuorli con metà del pecorino in una terrina preriscaldata.
Versare la pasta bollente nella terrina e mescolare bene.
Poi aggiungere i carciofi, il resto del pecorino e servire.

Valutazione bromatologica a porzione

Kcal	502
Proteine (%)	14,8
Lipidi (%)	37,8
Glucidi (%)	47,4
Fibra (g)	4,8
Colesterolo (mg)	381

Contenuti di valore per l'occhio: ★

Il **carciofo** oltre ad essere ricco di fibre e sali minerali è ricco di acido folico.
Le **uova** forniscono acidi grassi saturi, ma anche una buona quantità di quelli mono e poli insaturi, purtroppo colesterolo, ma soprattutto sono una fonte di luteina.
Il **pecorino** è un formaggio saporito e ricco di calcio.
La **cipolla** contiene vitamina C e una buona quantità di flavonoidi (quercetina).
Il **vino** contiene piccole quantità di flavonoidi.

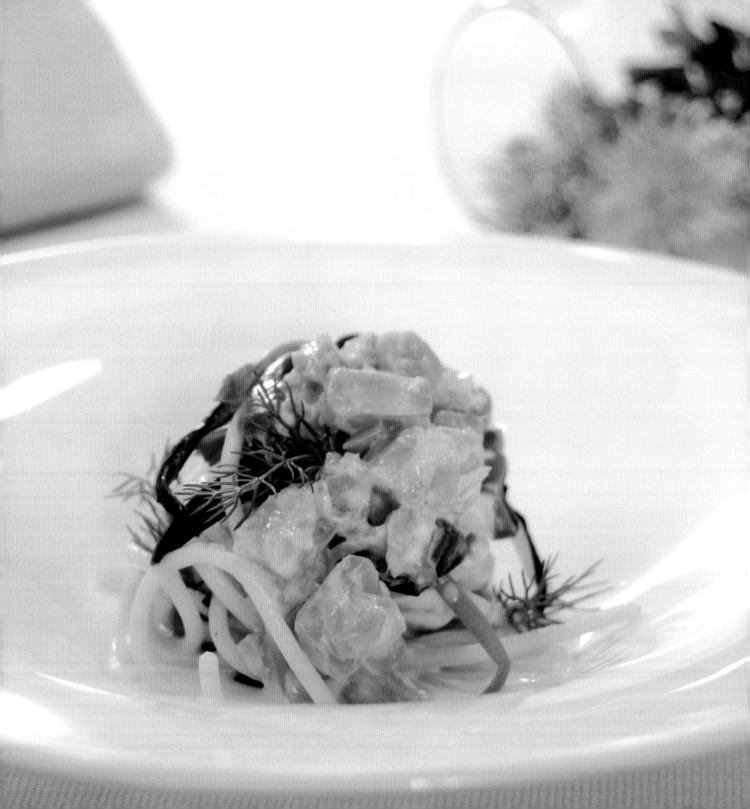

Tagliatelle al radicchio e salmone affumicato

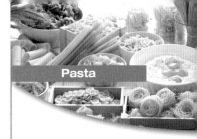

Ingredienti e dosi per 4 persone

✓ 300 g di tagliatelle all'uovo o di spaghetti

✓ 3 cespi di radicchio di Treviso

✓ 150 g di salmone affumicato

✓ 50 g di burro

✓ 4 cucchiai di olio extravergine di oliva

✓ 2 cucchiai di panna

✓ 1 ciuffo di prezzemolo

✓ 40 g di parmigiano

✓ pepe nero in grani

✓ sale q.b.

Preparazione

Tagliare il radicchio a spicchi della lunghezza di 3 cm e metterli a cuocere in un tegame con il burro e l'olio per 3-4 minuti. Aggiungere il salmone tagliato a striscioline e far rosolare il tutto a fuoco vivo. Aggiungere il prezzemolo tritato e bagnare con due cucchiai di panna. A parte cuocere in acqua salata le tagliatelle, scolarle e versarle nella padella con il radicchio e far andare a fuoco allegro per 2 minuti. Quando sono pronte, servire con una spolverata di parmigiano e pepe nero in grani.

Valutazione bromatologica a porzione

Kcal	624
Proteine (%)	16,9
Lipidi (%)	46,5
Glucidi (%)	36,6
Fibra (g)	4,6
Colesterolo (mg)	71,6

Contenuti di valore per l'occhio: ★ ★

Il **radicchio** è ricco di flavonoidi e vitamine A, B e C.

Il **salmone** è ricco di ω-3 e oligominerali, ma soprattutto di astaxantina che ottiene dai crostacei di cui si nutre.

Il **parmigiano**, ricco di proteine facilmente digeribili, è poco grasso e contiene vitamina A e alcune vitamine del gruppo B.

La **panna** ha un elevato contenuto di grassi, ma è anche molto gustosa.

La **pasta all'uovo** contiene più principi nutritivi della comune pasta di grano duro: le **uova** forniscono infatti acidi grassi saturi, ma anche una buona quantità di quelli mono e poli insaturi, purtroppo colesterolo, ma soprattutto sono una fonte di luteina.

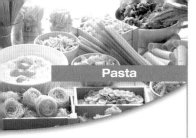

Valutazione bromatologica a porzione

Kcal	504
Proteine (%)	8,3
Lipidi (%)	43
Glucidi (%)	48,7
Fibra (g)	3,5
Colesterolo (mg)	67,9

Contenuti di valore per l'occhio: ★

Fatti di farina, uova e patate sono un alimento ricco: la **patata** è ricca di amido e contiene potassio, vitamina C e B5; la **farina,** la cui proteina più importante è il glutine, contiene fibre in misura variabile a seconda del tipo e grandi quantità di carboidrati; le **uova** forniscono acidi grassi saturi, ma anche una buona quantità di quelli mono e poli insaturi, purtroppo colesterolo, ma soprattutto sono una fonte di luteina.

Gnocchi di patate

Ingredienti e dosi per 4 persone

✓ 800 g di patate a pasta gialla

✓ 1 uovo

✓ 180 g di farina

✓ sale q.b.

Preparazione

Lessare le patate, pelarle ancora calde, passarle con il passapatate e poi salarle.

Aggiungere la farina e l'uovo; quindi impastare su un tagliere infarinato, in modo da ottenere un composto morbido.

Le proporzioni tra patate e farina dipendono molto dalla consistenza delle patate.

Tagliare delle porzioni, allungarle sulla spianatoia con le mani ottenendo dei cilindri grossi un dito.

Dal cilindro tagliare gnocchi della lunghezza di 2-3 cm; quindi passarli sul retro di una forchetta in modo da sagomarli.

Disporre gli gnocchi infarinati su un vassoio o, meglio, su un canovaccio da cucina umido, facendo attenzione a non sovrapporli.

Mettere a scaldare abbondante acqua; quando è bollente, versarvi 8-10 gnocchi per volta e, quando dal fondo vengono in superficie, toglierli dall'acqua e metterli in un piatto; poi servirli conditi con ragù alla bolognese oppure ragù al gorgonzola oppure con burro e cacio grattato oppure con sugo al pomodoro.

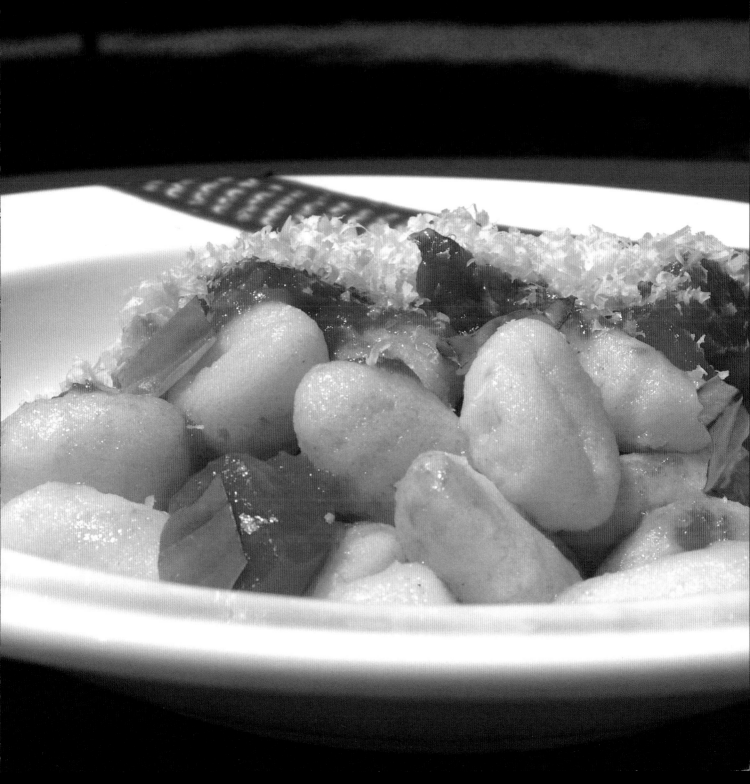

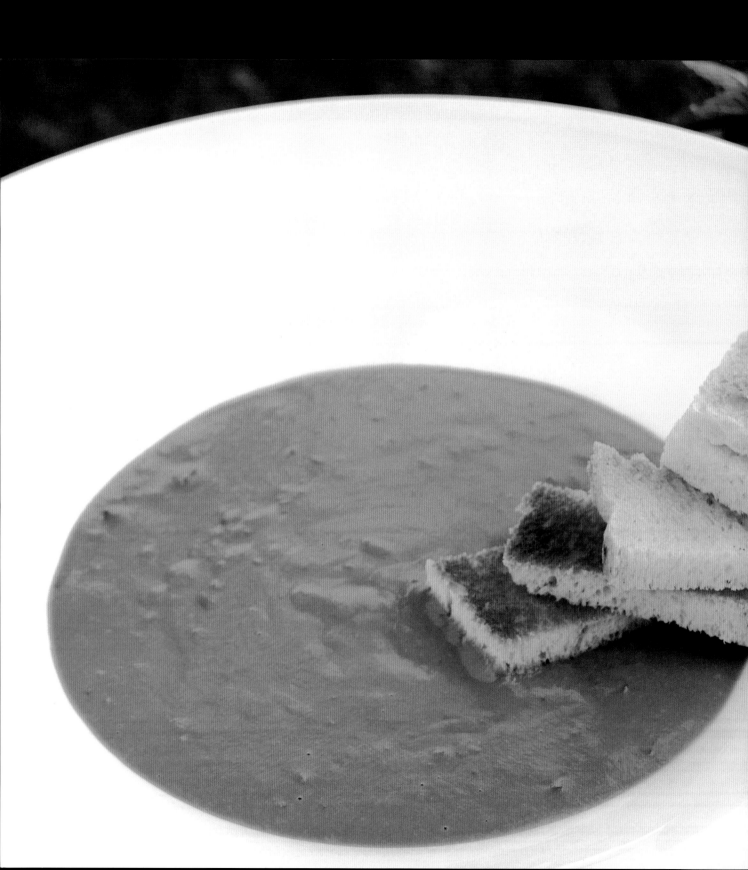

Crema di piselli con lattuga e spinaci

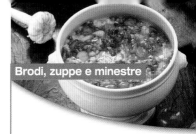

Ingredienti e dosi per 4 persone

- ✓ 250 g di piselli
- ✓ 150 g di lattuga
- ✓ 150 g di spinaci
- ✓ ½ litro di brodo vegetale
- ✓ ½ cipolla
- ✓ 2-3 foglie di menta
- ✓ 150 g di parmigiano grattugiato
- ✓ 40 g di burro
- ✓ sale e pepe q.b.

Preparazione

Tritare la cipolla e farla appassire in una casseruola con un pezzetto di burro.

Unire i piselli, salare e lasciarli insaporire qualche minuto.

Versare il brodo vegetale bollente e lasciare cuocere finché i piselli diventano teneri.

Nel frattempo tagliare finemente la lattuga e gli spinaci e aggiungerli ai piselli.

Frullare, salare, aggiungere un pezzetto di burro e far cuocere per qualche minuto.

Un paio di minuti prima di servire aggiungere il parmigiano grattugiato, qualche foglia di menta tritata e una macinata di pepe.

Servire con pane tostato: può essere gradevole strofinare il pane con le foglie di menta.

Valutazione bromatologica a porzione

Kcal	248
Proteine (%)	24,8
Lipidi (%)	69,5
Glucidi (%)	5,7
Fibra (g)	2,7
Colesterolo (mg)	56,8

Contenuti di valore per l'occhio: ★ ★ ★

I **piselli** sono ricchi di vitamina C e carotenoidi, ma anche fitosteroli (ipocolesterolemizzanti).

La **lattuga** è un'ottima fonte di fibre e carotenoidi (luteina).

Gli **spinaci** sono ricchi di vitamina C e di luteina, inoltre sono ricchi di ferro, ma anche di ossalati che ne riducono l'assorbimento.

Il **parmigiano**, ricco di proteine facilmente digeribili, è poco grasso e contiene vitamina A e alcune vitamine del gruppo B.

Le foglie di **menta** contengono flavonoidi e il suo olio essenziale ha effetto antispastico.

La **cipolla** contiene vitamina C e una buona quantità di flavonoidi (quercetina).

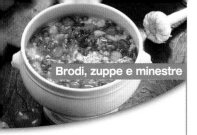

Minestra di lenticchie

**Valutazione
bromatologica
a porzione**

Kcal	187
Proteine (%)	30,7
Lipidi (%)	7,7
Glucidi (%)	61,6
Fibra (g)	8,2
Colesterolo (mg)	0

**Contenuti di valore
per l'occhio:** ★ ★ ★

Le **lenticchie** sono una
buona fonte di zinco, contengono tiamina e ferro; inoltre sono fonte di carotenoidi
e catechine.

Il **pomodoro** è ricco di vitamine e oligoelementi, ma soprattutto contiene carotenoidi ed è la più importante
fonte di licopene.

La **carota** è un'ottima fonte
di β-carotene, inoltre stimola la diuresi e la motilità
intestinale.

La **cipolla** contiene vitamina C e una buona quan-
tità di flavonoidi (quercetina).

L'**aglio** contiene selenio, zinco e aliina, responsabile del
sapore e dell'odore penetrante
e persistente; quest'ultima
si trasforma in allicina che
ha azione antibatterica, ipocolesterolemizzante e antipertensiva.

Ingredienti e dosi per 4 persone

✓ 250 g di lenticchie

✓ 1 spicchio d'aglio

✓ 1 costa di sedano

✓ 4-5 pomodorini a pezzi

✓ 1 carota a pezzi

✓ 1 cipolla medio piccola a pezzi

✓ 1 litro di acqua

✓ sale q.b.

Preparazione

Mettere le lenticchie a bagno in acqua
per 6 ore circa.
Mettere tutto insieme, le lenticchie e gli
odori (cipolla, carota, pomodoro sbucciato,
aglio e sedano), in acqua salata e portare
ad ebollizione.
Cuocere per un'ora circa.
A cottura ultimata, eliminare l'aglio,
il sedano, la carota e la cipolla e servire.
Assieme alle lenticchie si possono
mangiare anche le verdure che, in tal caso,
all'inizio andranno tagliate a dadini.
Come condimento mettere sopra un po'
di olio extravergine di oliva direttamente nei
piatti di servizio.

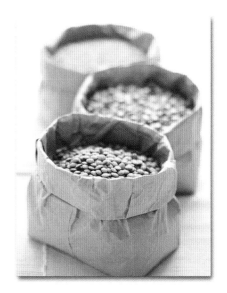

Minestra di ceci

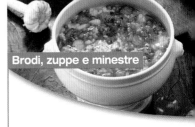

Ingredienti e dosi per 4 persone

✓ 300 g di ceci secchi

✓ 1 spicchio di aglio

✓ 2 cucchiai di olio extravergine di oliva

✓ 1 rametto di rosmarino

✓ 1 ciuffo di prezzemolo

✓ sale e pepe q.b.

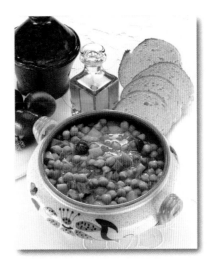

Preparazione

Mettere i ceci a bagno in acqua per 6 ore circa.

In un tegame intiepidire l'aglio con olio e rosmarino e poi eliminare l'aglio.

Aggiungere i ceci e insaporire con sale e pepe.

Coprire con acqua abbondante; cuocere per 2 ore e mezza.

A cottura completata, frullare parzialmente.

Servire aggiungendo nei piatti prezzemolo fresco, un cucchiaio di olio e una macinata o più di pepe.

Valutazione bromatologica a porzione

Kcal	267
Proteine (%)	21,9
Lipidi (%)	31,7
Glucidi (%)	46,4
Fibra (g)	9,3
Colesterolo (mg)	0

Contenuti di valore per l'occhio: ★ ★ ★

I **ceci** sono ricchi di carboidrati e proteine, vitamina A e vitamina C e acido linoleico (ω-6), contengono carotenoidi e flavonoidi.

Il **prezzemolo** contiene flavonoidi e anche apiolo, un antispastico, antipiretico e stimolante la contrattilità uterina.

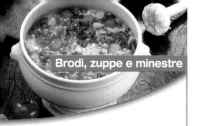

Minestra di fagioli della mamma

**Valutazione
bromatologica
a porzione**

Kcal	210
Proteine (%)	30,1
Lipidi (%)	38,2
Glucidi (%)	31,7
Fibra (g)	4,7
Colesterolo (mg)	23,9

**Contenuti di valore
per l'occhio: ★ ★**

I **fagioli** contengono proteine e fibre e sono una buona fonte di carotenoidi e flavonoidi.

La **carota** è un'ottima fonte di β-carotene, inoltre stimola la diuresi e la motilità intestinale.

La **patata** è ricca di amido e contiene potassio, vitamina C e B5.

La **cipolla** contiene vitamina C e una buona quantità di flavonoidi (quercetina).

Il **pomodoro** è ricco di vitamine e oligoelementi, ma soprattutto contiene carotenoidi ed è la più importante fonte di licopene.

Il **parmigiano**, ricco di proteine facilmente digeribili, è poco grasso e contiene vitamina A e alcune vitamine del gruppo B.

Ingredienti e dosi per 4 persone

✓ 600 g di fagioli borlotti freschi

✓ 50 g di salame in un unico pezzo

✓ 50 g di crosta di formaggio parmigiano in un unico pezzo

✓ 2-3 foglie di sedano

✓ 2 carote

✓ 2 patate

✓ 1 cipolla

✓ 4-5 cucchiai di concentrato di pomodoro (facoltativo)

✓ 4-5 foglie di salvia

✓ 2 rametti di rosmarino

✓ 1 litro e mezzo di acqua

✓ sale e pepe q.b.

Preparazione

Fare un soffritto con la cipolla e poi aggiungere le carote, il sedano e le patate a pezzetti.
Aggiungere l'acqua, i fagioli, la salvia e il rosmarino.
Salare e pepare a piacere e far cuocere per 2 ore.
Aggiungere il salame e il parmigiano e far cuocere ancora per 5-10 minuti.
Prima di servire si può dare una parziale frullata alla minestra con il minipimer per renderla più densa.

P.S.: Se i fagioli sono secchi ne bastano 300 g; vanno messi a bagno 6 ore prima in acqua fredda; eliminare quelli che restano a galla.

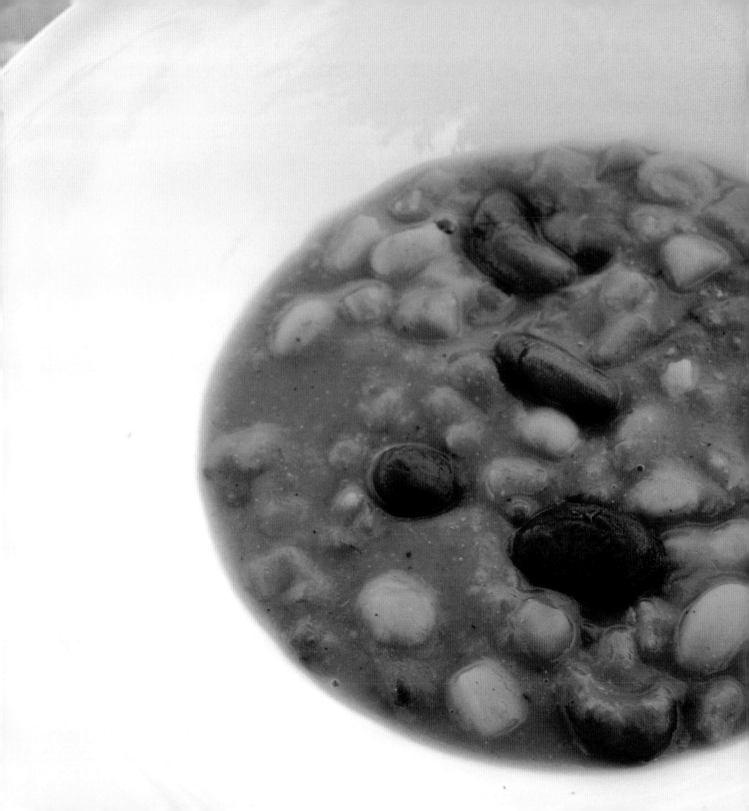

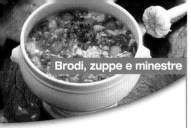

Minestra di patate e prezzemolo

Valutazione bromatologica a porzione

Kcal	236
Proteine (%)	6,4
Lipidi (%)	45,9
Glucidi (%)	47,7
Fibra (g)	2,6
Colesterolo (mg)	0

Contenuti di valore per l'occhio: ★ ★

La **patata** è ricca di amido e contiene potassio, vitamina C e B5.
La **cipolla** contiene vitamina C e una buona quantità di flavonoidi (quercetina).
Il **prezzemolo** contiene flavonoidi e anche apiolo, un antispastico, antipiretico e stimolante la contrattilità uterina.

Ingredienti e dosi per 4 persone

✓ 4 patate

✓ 1 cipolla

✓ 2 ciuffi di prezzemolo fresco

✓ 2 cucchiai di olio extravergine di oliva

✓ 1 litro di acqua

✓ sale e pepe q.b.

Preparazione

Fare un leggero soffritto con l'olio e la cipolla.
Aggiungere le patate tagliate a pezzi sottilissimi; quindi cuocere finché le patate non tenderanno ad attaccarsi sul fondo della casseruola.
Aggiungere l'acqua bollente, sale e pepe e far cuocere per 20-30 minuti fino a quando le patate cominciano a sfaldarsi.
Dare una leggera frullata con il minipimer al tutto per dare maggiore consistenza.
Versare il prezzemolo tagliato a pezzetti e girare il tutto.
Servire caldo in tavola per apprezzare il profumo del prezzemolo fresco.

Minestra di patate e porri

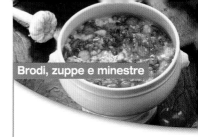

Ingredienti e dosi per 4 persone

✓ 3 patate

✓ 3 porri

✓ 2 cucchiai di olio extravergine di oliva

✓ 1 cucchiaio di burro

✓ 50 g di parmigiano grattugiato

✓ sale e pepe q.b.

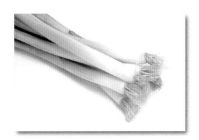

Preparazione

Tagliare a fettine sottili porri e patate; quindi rosolarli dolcemente con un po' di burro e olio.

Quando la patata tenderà ad attaccarsi al fondo della casseruola aggiungere l'acqua bollente e far cuocere a fuoco vivo per 15 minuti. Salare e frullare parzialmente con il minipimer.

Si può servire con parmigiano grattugiato.

Valutazione bromatologica a porzione

Kcal	339
Proteine (%)	10,7
Lipidi (%)	50,7
Glucidi (%)	38,6
Fibra (g)	5,3
Colesterolo (mg)	21,6

Contenuti di valore per l'occhio: ★ ★

La **patata** è ricca di amido e contiene potassio, vitamina C e B5.
I **porri** hanno poche calorie e poche vitamine, ma contengono carotenoidi.
L'**olio di oliva** è un'ottima fonte di acidi grassi insaturi.
Il **parmigiano**, ricco di proteine facilmente digeribili, è poco grasso e contiene vitamina A e alcune vitamine del gruppo B.

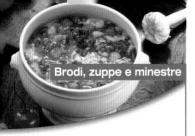

Brodi, zuppe e minestre

Minestra di patate, zucca e porri

**Valutazione
bromatologica
a porzione**

Kcal	324
Proteine (%)	13,4
Lipidi (%)	42,7
Glucidi (%)	43,9
Fibra (g)	5,4
Colesterolo (mg)	13,5

**Contenuti di valore
per l'occhio: ★ ★ ★**

La **patata** è ricca di amido e contiene potassio, vitamina C e B5.
La **zucca** è un'ottima fonte di carotenoidi, vitamina C e vitamine del gruppo B.
I **porri** hanno poche calorie e poche vitamine, ma contengono carotenoidi.
L'**olio di oliva** è un'ottima fonte di acidi grassi insaturi.
Il **brodo vegetale** trattiene alcune, ma non tutte le sostanze benefiche contenute nelle verdure; la temperatura può inattivare alcune vitamine.

Ingredienti e dosi per 4 persone

✓ 300 g di patate a dadini

✓ 200 g di porri tagliati a pezzi

✓ 400 g di polpa di zucca tagliata a pezzi piccoli

✓ 60 g di speck tagliato grossolanamente

✓ 1 litro di brodo vegetale

✓ 1 ciuffo di prezzemolo

✓ 4 cucchiai di olio extravergine di oliva

✓ 1 spicchio di aglio

✓ sale e pepe q.b.

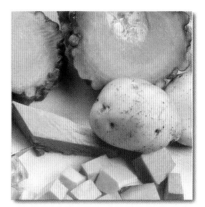

Preparazione

Rosolare l'aglio in olio; eliminare l'aglio e fare insaporire nell'olio per 3-4 minuti le verdure preparate in precedenza.
Versare il brodo caldo e cuocere per 30 minuti circa.
Aggiungere lo speck e aggiustare di sale e pepe nero.
Due minuti prima di servire aggiungere 2 cucchiai di prezzemolo tritato.
Servire con pane tostato.

116 MANGIARE PER GLI OCCHI

Minestra di verze

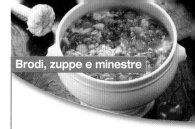

Ingredienti e dosi per 4 persone

✓ 400 g di verze tagliate sottili

✓ 2 carote a fettine

✓ 1 cipolla

✓ 2 cucchiai di olio extravergine di oliva

✓ 1 litro di acqua

✓ 50 g di speck tagliato a pezzetti molto sottili

✓ 50 g di crosta di parmigiano in un unico pezzo

✓ sale e pepe q.b.

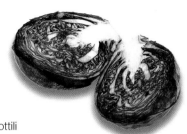

Preparazione

Fare un leggero soffritto con olio e cipolla.
Aggiungere le verze, le patate, le carote e l'acqua, sale e pepe.
Cuocere per 30 minuti circa e poi aggiungere lo speck e il formaggio.
Far cuocere altri 5 minuti e poi servire.

Valutazione bromatologica a porzione

Kcal	181
Proteine (%)	18,5
Lipidi (%)	76,2
Glucidi (%)	5,3
Fibra (g)	2,4
Colesterolo (mg)	18,1

Contenuti di valore per l'occhio: ★ ★ ★

La **verza** è ricca di vitamina C, ma soprattutto di carotenoidi come la luteina.

La **carota** è un'ottima fonte di β-carotene, inoltre stimola la diuresi e la motilità intestinale.

La **cipolla** contiene vitamina C e una buona quantità di flavonoidi (quercetina).

L'**olio di oliva** è un'ottima fonte di acidi grassi insaturi.

Il **parmigiano**, ricco di proteine facilmente digeribili, è poco grasso e contiene vitamina A e alcune vitamine del gruppo B.

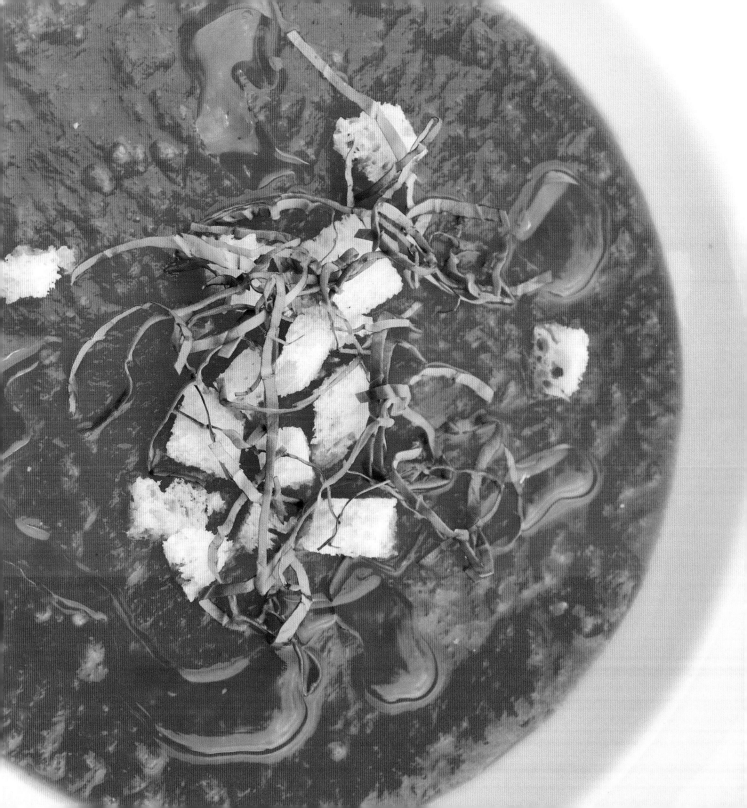

Minestra al pomodoro

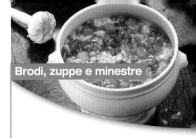

Ingredienti e dosi per 4 persone

- ✓ 300 g di pomodori maturi non acidi
- ✓ 1 spicchio di aglio
- ✓ 12 foglie di basilico fresco
- ✓ 1 costa di sedano
- ✓ 1 litro di acqua
- ✓ 6 cucchiai di parmigiano grattugiato
- ✓ 2 cucchiai di olio extravergine di oliva
- ✓ 4 fette di pane casereccio raffermo
- ✓ sale e pepe q.b.

Preparazione

Pelare i pomodori, tagliarli a pezzi ed eliminare i semi.
Mettere l'olio a scaldare e poi rosolare leggermente l'aglio e il sedano tritato sottilmente; aggiungere i pomodori e poi l'acqua, il sale e il pepe e far cuocere almeno per mezz'ora, fino a far diventare i pomodori una crema; lasciar raffreddare.
Prima di servire tagliare il pane a cubetti e metterlo nella crema di pomodoro e far cuocere di nuovo per 15-20 minuti, poi versare nei piatti e mettere le foglie di basilico.
Abbondare di parmigiano grattugiato.

Valutazione bromatologica a porzione

Kcal	288
Proteine (%)	16,3
Lipidi (%)	31,8
Glucidi (%)	51,9
Fibra (g)	2
Colesterolo (mg)	13,6

Contenuti di valore per l'occhio: ★ ★ ★

Il **pomodoro** è ricco di vitamine e oligoelementi, ma soprattutto contiene carotenoidi ed è la più importante fonte di licopene.
Il **parmigiano**, ricco di proteine facilmente digeribili, è poco grasso e contiene vitamina A e alcune vitamine del gruppo B.
Più è integrale e più il **pane** è ricco di vitamine e fibre.
L'**aglio** contiene selenio, zinco e aliina, responsabile del sapore e dell'odore penetrante e persistente; quest'ultima si trasforma in allicina che ha azione antibatterica, ipocolesterolemizzante e antipertensiva.
Il **sedano** ha proprietà diuretiche e anche afrodisiache, contiene minerali, vitamine idrosolubili e flavonoidi.

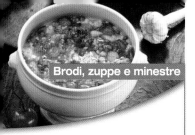

**Valutazione
bromatologica
a porzione**

Kcal	54
Proteine (%)	19,3
Lipidi (%)	13
Glucidi (%)	67,7
Fibra (g)	1
Colesterolo (mg)	0

**Contenuti di valore
per l'occhio:** ★ ★ ★

La **zucca** è un'ottima fonte
di carotenoidi, vitamina C e
vitamine del gruppo B.
La **patata** è ricca di amido e
contiene potassio, vitamina
C e B5.
I **porri** hanno poche calorie
e poche vitamine, ma con-
tengono carotenoidi.
La **panna** ha un elevato contenuto di grassi, ma è anche molto gustosa.
Il **brodo vegetale** contiene
sali minerali e vitamine idrosolubili; trattiene alcune,
ma non tutte le sostanze benefiche contenute nelle verdure; la temperatura può
inattivare alcune vitamine.

Vellutata di zucca

Ingredienti e dosi per 4 persone

✓ 400 g di zucca pulita

✓ 1 patata piccola a cubetti

✓ 1 porro piccolo

✓ 750 cc di brodo vegetale

✓ ½ bicchiere di panna fresca (a piacere)

✓ sale e pepe q.b.

Preparazione

In una casseruola stufare in olio la cipolla, aggiungere la zucca e
la patata tagliate in modo sottile e continuare a cuocere finché
la patata non tenderà ad attaccarsi al fondo del tegame.
Aggiungere il brodo vegetale caldo e cuocere per 20 minuti.
Togliere dal fuoco, frullare bene il tutto; quindi aggiungere mezzo
bicchiere (facoltativo) di panna fresca. Aggiungere sale e pepe.
Servire con un cucchiaio di olio extravergine di oliva toscano e
parmigiano a scagliette.

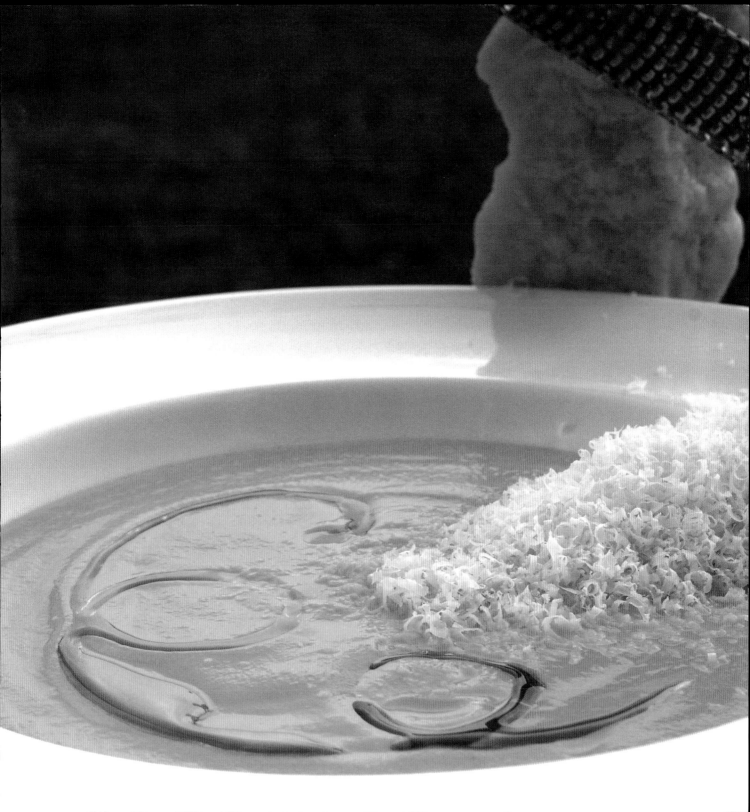

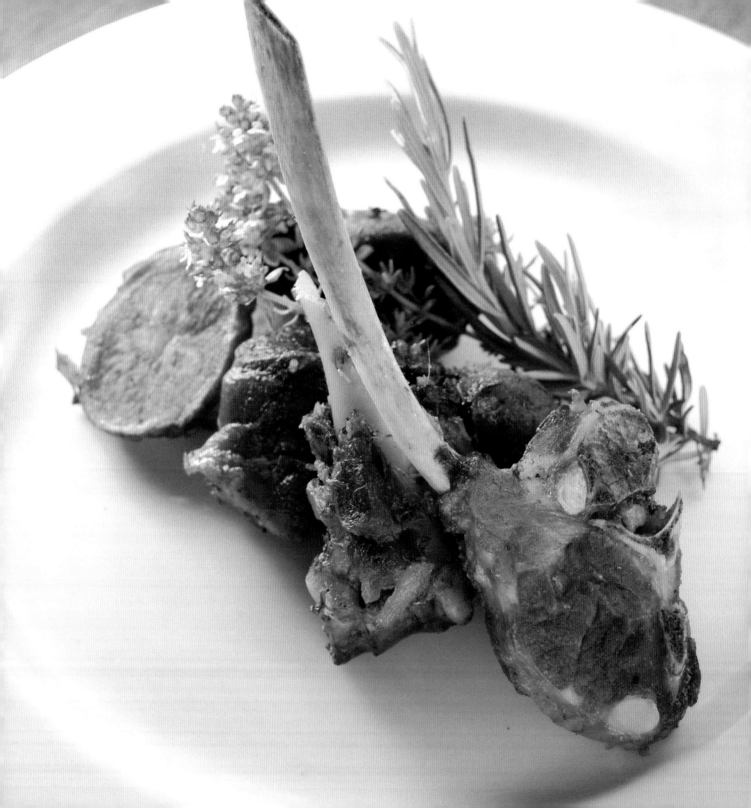

Agnello al forno

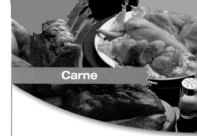
Ingredienti e dosi per 4 persone

✓ 12-16 costolette di agnello

✓ 2 cucchiai di olio extravergine di oliva

✓ 1 cucchiaio di erbe di Provenza

✓ 1 rametto di rosmarino

✓ 1 spicchio di aglio

✓ 2 cucchiaini di burro

✓ sale e pepe q.b.

Preparazione

Pennellare le costolette con un po' di olio, sale e pepe e rosolare bene al fuoco in una teglia da entrambi i lati.

Mettere poi la teglia al forno già caldo e far cuocere a 220 °C per 10 minuti; poi, all'ultimo, ma ancora con la teglia bollente, aggiungere le erbe e a piacere uno spicchio d'aglio e una noce di burro.

Mescolare bene e servire, decorando con un rametto di rosmarino.

Valutazione bromatologica a porzione

Kcal	244
Proteine (%)	34
Lipidi (%)	66
Glucidi (%)	0
Fibra (g)	0
Colesterolo (mg)	82,5

Contenuti di valore per l'occhio: ★

L'**agnello** ha una carne particolarmente ricca di zinco. L'**olio di oliva** è un'ottima fonte di acidi grassi insaturi.

Le **erbe di Provenza** sono timo, rosmarino, santoreggia, maggiorana, origano.

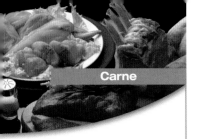

Valutazione bromatologica a porzione

Kcal	560
Proteine (%)	34,9
Lipidi (%)	50,6
Glucidi (%)	14,5
Fibra (g)	4,9
Colesterolo (mg)	165

Contenuti di valore per l'occhio: ★

L'**agnello** ha una carne particolarmente ricca di zinco.
I **fagioli** contengono proteine e fibre e sono una buona fonte di carotenoidi e flavonoidi.
La **cipolla** contiene vitamina C e una buona quantità di flavonoidi (quercetina).
L'**aglio** contiene selenio, zinco e aliina, responsabile del sapore e dell'odore penetrante e persistente; quest'ultima si trasforma in allicina che ha azione antibatterica, ipocolesterolemizzante e antipertensiva.
Il **prezzemolo** contiene flavonoidi e anche apiolo, un antispastico, antipiretico e stimolante la contrattilità uterina.
Il **burro** è un derivato del latte composto da acidi grassi saturi.

Agnello stufato con fagioli

Ingredienti e dosi per 4 persone

✓ 800 g di spalla o petto di agnello disossato, tagliato a pezzi

✓ 3 cipolle

✓ 50 g di burro

✓ 50 g di farina

✓ 1 litro di acqua

✓ 1 cucchiaino di erbe aromatiche (salvia, rosmarino, maggiorana, timo)

✓ 1 spicchio di aglio tritato fine

✓ 400 g di fagioli precedentemente cotti.

✓ 1 ciuffo di prezzemolo tritato

✓ sale e pepe q.b.

Preparazione

Sbucciate e tagliate a fette le cipolle, stufare con burro e poi aggiungere la carne infarinata e far rosolare.
Aggiungere l'acqua, le erbe aromatiche e l'aglio tritato, sale e pepe.
Coprire con coperchio la pentola e far cuocere a fuoco lento per almeno un'ora.
Aggiungere i fagioli e cuocere per altri 10 minuti.
Prima di servire, aggiungere il prezzemolo tagliato sottile.

Agnello stufato al vino rosso

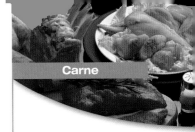

Ingredienti e dosi per 4 persone

✓ 800 g di agnello tagliato a pezzetti

✓ 1 bicchiere e ½ di vino rosso

✓ 3 cucchiai di olio di semi

✓ 4 spicchi di aglio tritati finemente

✓ 1 cipolla tagliata grossolanamente

✓ 2 foglie di alloro

✓ ½ bicchiere di concentrato di pomodoro

✓ 4 peperoncini

✓ 1 cucchiaio di farina

✓ sale q.b.

Preparazione

Lasciare marinare l'agnello tagliato a pezzi nel vino per almeno 3 ore;
poi toglierlo e conservare il vino.
Scaldare l'olio in una capace casseruola, quindi aggiungere l'agnello ben
asciutto e sporcato di farina. Cuocere finché la carne non si sarà rosolata
bene da tutti i lati.
Aggiungere l'aglio e la cipolla, le foglie di alloro, il concentrato di pomodoro,
il sale, il vino e i peperoncini.
Cuocere lentamente finché l'agnello non sarà tenero.

Valutazione bromatologica a porzione

Kcal	455
Proteine (%)	37,8
Lipidi (%)	54,8
Glucidi (%)	7,4
Fibra (g)	1,1
Colesterolo (mg)	140

Contenuti di valore per l'occhio: ★

L'**agnello** ha una carne particolarmente ricca di zinco.
Il **vino rosso** contiene resveratrolo e flavonoidi.
L'**aglio** contiene selenio, zinco e aliina, responsabile del sapore e dell'odore penetrante e persistente; quest'ultima si trasforma in allicina che ha azione antibatterica, ipocolesterolemizzante e antipertensiva.
Il **pomodoro** è ricco di vitamine e oligoelementi, ma soprattutto contiene carotenoidi ed è la più importante fonte di licopene.
Il **peperone** è una buona fonte di carotenoidi, soprattutto luteina.
La **cipolla** contiene vitamina C e una buona quantità di flavonoidi (quercetina).

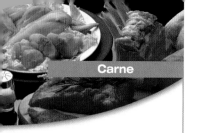

Cosciotto di agnello al forno

Valutazione bromatologica a porzione

Kcal	574
Proteine (%)	30,4
Lipidi (%)	57,8
Glucidi (%)	11,8
Fibra (g)	1,5
Colesterolo (mg)	165

Contenuti di valore per l'occhio: ★

L'**agnello** ha una carne particolarmente ricca di zinco.
La **patata** è ricca di amido e contiene potassio, vitamina C e B5.
L'**aglio** contiene selenio, zinco e aliina, responsabile del sapore e dell'odore penetrante e persistente; quest'ultima si trasforma in allicina che ha azione antibatterica, ipocolesterolemizzante e antipertensiva.
L'**olio di semi di girasole** contiene ω-6 e vitamina E, anche se questa viene in parte persa durante il processo di raffinazione.
Il **burro** è un derivato del latte composto da acidi grassi saturi.

Ingredienti e dosi per 4 persone

✓ 1 cosciotto di agnello

✓ 1 rametto di rosmarino in polvere

✓ 6/7 patate a fette

✓ 2 spicchi di aglio interi

✓ 4 cucchiai di olio di semi di girasole

✓ 40 g di burro

✓ sale q.b.

Preparazione

Salare abbondantemente l'agnello a volontà dopo averlo privato dell'osso femorale.
Mettere a lato di una teglia le patate e al centro il cosciotto dopo averlo rigirato e rosolato nell'olio.
Infornare per 40 minuti a 200 °C e di tanto in tanto girare cosciotto e patate, quindi aggiungere gli aromi, il burro e lasciare in forno spento per una decina di minuti.
Si può servire intero su un tagliere con le patate.

Coniglio con le olive

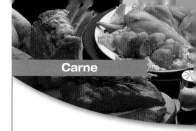

Ingredienti e dosi per 4 persone

✓ 1 coniglio pulito e tagliato a pezzi

✓ 6 cucchiai di olio extravergine di oliva

✓ 1 cipolla

✓ 2 spicchi di aglio

✓ 1 cucchiaio di rosmarino tritato fine

✓ 500 cc di vino rosso

✓ 1 barattolo da 400 g di polpa di pomodoro o 4 grossi pomodori maturi, sbucciati e tagliati a pezzi

✓ 100 g di olive nere snocciolate di Taggia

✓ pepe nero e sale q.b.

Preparazione

Rosolare il coniglio per qualche minuto nell'olio poi aggiungere la cipolla, l'aglio e il rosmarino.

Versare il vino, il sale e il pepe nero e cuocere per circa mezz'ora a fuoco lento.

Poi unire i pomodori e le olive nere di Taggia.

Cuocere almeno per 1 ora ancora a fuoco lento, oppure in forno a 140 °C ed eventualmente aggiungere un po' di acqua calda.

Valutazione bromatologica a porzione

Kcal	475
Proteine (%)	25,2
Lipidi (%)	51,5
Glucidi (%)	23,3
Fibra (g)	1,1
Colesterolo (mg)	73,8

Contenuti di valore per l'occhio: ★ ★

Il **coniglio** è carne bianca poco grassa.

Il **vino rosso** contiene resveratrolo e flavonoidi.

Il **pomodoro** è ricco di vitamine e oligoelementi, ma soprattutto contiene carotenoidi ed è la più importante fonte di licopene.

Le **olive** sono ricche di grassi monoinsaturi, vitamina E e potassio.

La **cipolla** contiene vitamina C e una buona quantità di flavonoidi (quercetina).

L'**olio di oliva** è un'ottima fonte di acidi grassi insaturi.

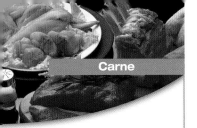

Carne

Valutazione bromatologica a porzione

Kcal	356
Proteine (%)	33,5
Lipidi (%)	47,4
Glucidi (%)	19,1
Fibra (g)	0,9
Colesterolo (mg)	93

Contenuti di valore per l'occhio: ★ ★

Il **pollo** contiene proteine digeribili e un buon rapporto tra acidi grassi saturi e insaturi.

Il **vino rosso** contiene resveratrolo e flavonoidi.

Il **pomodoro** è ricco di vitamine e oligoelementi, ma soprattutto contiene carotenoidi ed è la più importante fonte di licopene.

La **cipolla** contiene vitamina C e una buona quantità di flavonoidi (quercetina).

L'**aglio** contiene selenio, zinco e aliina, responsabile del sapore e dell'odore penetrante e persistente; quest'ultima si trasforma in allicina che ha azione antibatterica, ipocolesterolemizzante e antipertensiva.

Pollo al vino rosso

Ingredienti e dosi per 4 persone

✓ 400 g di pollo a pezzi piccoli

✓ 3 cipolle

✓ 50 g di prosciutto crudo in una sola fetta

✓ 50 g di carne di manzo tritata

✓ 2 cucchiai di olio extravergine di oliva

✓ 1 spicchio d'aglio tritato

✓ ½ cucchiaino di rosmarino tritato

✓ 2 bicchieri di vino rosso

✓ 100 g di polpa di pomodoro

✓ sale q.b.

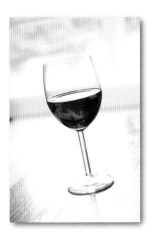

Preparazione

Scaldare l'olio e soffriggere la carne a pezzi finché non sarà dorata; abbassare il fuoco e aggiungere il prosciutto, tagliato a dadini sottili, la cipolla a fettine, l'aglio e il rosmarino.

Aggiungere il vino rosso, sale, pepe e pomodoro fino a coprire il tutto e far cuocere almeno per 1 ora a fuoco lento, aggiungendo acqua calda se necessario.

Pollo in umido al pomodoro

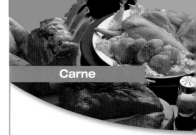

Ingredienti e dosi per 4 persone

✓ 1 pollo pulito e privato di testa, collo e zampe e tagliato a pezzi

✓ 2 barattoli di polpa di pomodoro da 400 g

✓ 50 g di pancetta tagliata a striscioline sottili

✓ 2 carote a pezzetti

✓ 2 foglie di sedano a pezzetti

✓ 1 cipolla a pezzetti

✓ 8 foglie di basilico

✓ 1 cucchiaino di maggiorana

✓ 4 cucchiai di olio extravergine di oliva

✓ 30 g di burro

✓ ½ litro di acqua calda o brodo vegetale

✓ sale e pepe q.b.

A piacere l'umido può essere arricchito con 4-5 patate a pezzi o 300 g di piselli freschi oppure 20 olive nere.

Preparazione

In burro e olio caldo far soffriggere il pollo fintanto che non sarà ben dorato; quindi aggiungere la cipolla, il sedano, le carote e la pancetta; quindi salare e pepare. Far cuocere 20 minuti in forno.
Poi aggiungere il pomodoro, il basilico e la maggiorana, quindi il brodo (e le patate o i piselli o le olive, se lo si desidera).
Far cuocere per almeno mezz'ora.

Valutazione bromatologica a porzione

Kcal	420
Proteine (%)	29,2
Lipidi (%)	60,2
Glucidi (%)	10,6
Fibra (g)	3,7
Colesterolo (mg)	130

Contenuti di valore per l'occhio: ★ ★

Il **pollo** contiene proteine digeribili e un buon rapporto tra acidi grassi saturi e insaturi.

Il **pomodoro** è ricco di vitamine e oligoelementi, ma soprattutto contiene carotenoidi ed è la più importante fonte di licopene.

La **carota** è un'ottima fonte di β-carotene, inoltre stimola la diuresi e la motilità intestinale.

La **cipolla** contiene vitamina C e una buona quantità di flavonoidi (quercetina).

L'**olio di oliva** è un'ottima fonte di acidi grassi insaturi.

Il **sedano** ha proprietà diuretiche e anche afrodisiache; contiene minerali, vitamine idrosolubili e flavonoidi.

La **maggiorana** è ricca di oli essenziali.

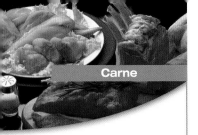

Valutazione bromatologica a porzione

Kcal	425
Proteine (%)	31,8
Lipidi (%)	44,9
Glucidi (%)	23,3
Fibra (g)	2,7
Colesterolo (mg)	96,3

Contenuti di valore per l'occhio: ★

Il **maiale** magro è un'ottima fonte di proteine ed è ricco di vitamine del gruppo B.
La **mela**, ricca di fruttosio, contiene flavonoidi (quercetina), ma anche oligoelementi come zinco e selenio.
Il **vino bianco** contiene piccole quantità di flavonoidi.
L'**olio di oliva** è un'ottima fonte di acidi grassi insaturi.

Maiale arrosto con mele golden

Ingredienti e dosi per 4 persone

✓ 800 g di filetto di maiale legato come fosse un arrosto

✓ 4-5 mele golden delicious

✓ ½ bottiglia di vino bianco secco

✓ 4 cucchiai di olio extravergine di oliva

✓ sale e pepe q.b.

Preparazione

Lavare le mele, tagliarle a metà e asportare il torsolo; non sbucciarle.
Versare il vino in una terrina e mettervi le mele a marinare per 1-2 ore.
In una teglia mettere l'olio e girarvi il maiale per oliarlo su tutti i lati: salare e pepare.
Mettere la teglia in forno a 200-220 °C per 30 minuti circa versando sopra ogni 10 minuti un po' di vino bianco utilizzato per marinare le mele.
Dopo 30-40 minuti estrarre il maiale dal forno e disporvi attorno le mele e versare il rimanente vino.
Rimettere al forno per altri 15-20 minuti.
Frullare le mele assieme al fondo di cottura per fare un buon sughetto.
Tagliare la carne a fette e versarvi sopra il sugo.

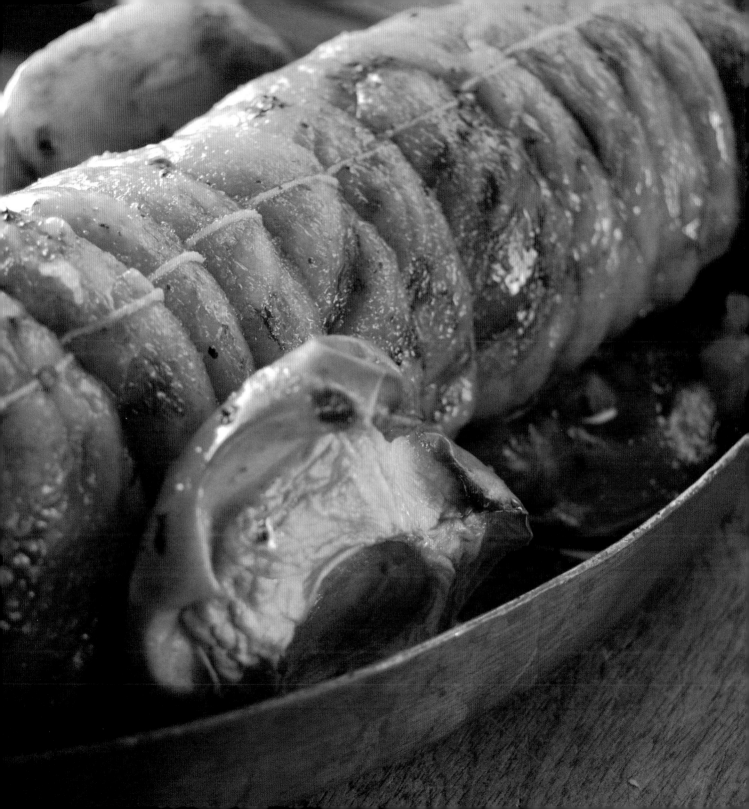

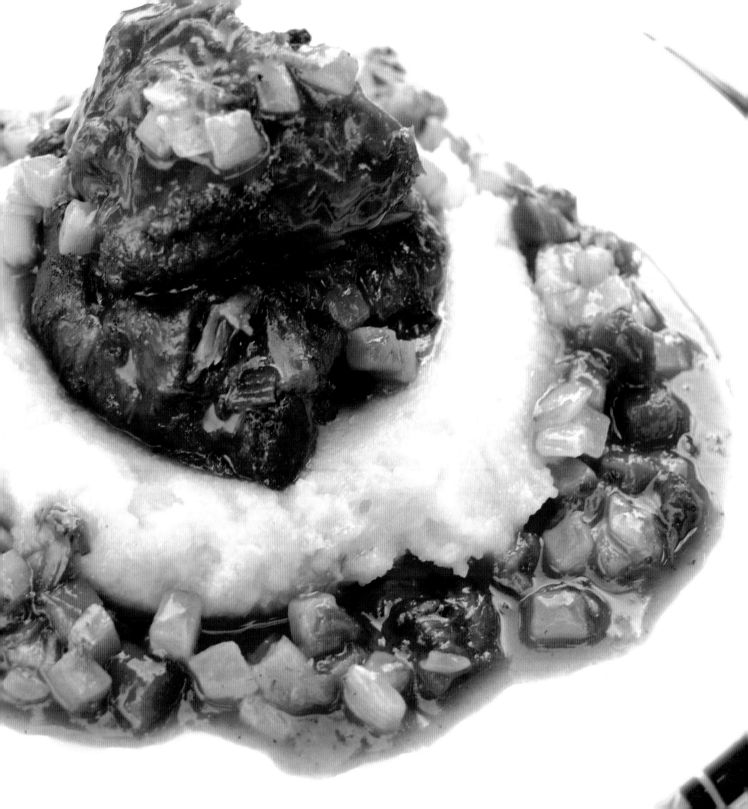

Brasato di manzo al vino rosso

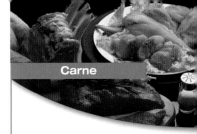

Ingredienti e dosi per 4 persone

✓ 800 g di manzo

✓ ½ litro di Barbera

✓ ½ litro di acqua

✓ 2 cucchiai di farina

✓ 2 cipolle a pezzetti

✓ 2 carote a pezzetti

✓ 2 foglie di sedano a pezzetti

✓ 2-3 foglie di alloro tritate fini

✓ 3-4 foglie di salvia tritate fini

✓ 1 rametto di rosmarino, maggiorana e salvia

✓ 1 spicchio di aglio tritato

✓ 4 cucchiai di olio extravergine di oliva

✓ 50 g di burro

✓ sale e pepe q.b.

Preparazione

Mettere il manzo a macerare nel vino per almeno 4 ore a temperatura ambiente o per qualche giorno in frigorifero.
Rotolare la carne nella farina sparsa su un tagliere e poi metterla nel tegame e farla rosolare per 2-3 minuti con olio e burro; aggiungere il soffritto: cipolla, sedano, carote, aglio, salvia, rosmarino, maggiorana, sale e pepe.
Poi aggiungere il vino rosso in cui è stata macerata la carne.
Far cuocere 3-4 ore a fuoco molto lento, possibilmente in forno, aggiungendo, di tanto in tanto, qualche mestolo di acqua calda.
Servire accompagnato da patate a vapore o polenta o riso basmati.

Valutazione bromatologica a porzione

Kcal	543
Proteine (%)	33,2
Lipidi (%)	44
Glucidi (%)	22,8
Fibra (g)	0,3
Colesterolo (mg)	157,5

Contenuti di valore per l'occhio: ★

La **carne di manzo** è ricca di ferro e discretamente grassa.
Il **vino rosso** contiene resveratrolo e flavonoidi.
La **cipolla** contiene vitamina C e una buona quantità di flavonoidi (quercetina).
La **carota** è un'ottima fonte di β-carotene, inoltre stimola la diuresi e la motilità intestinale.
L'**olio di oliva** è un'ottima fonte di acidi grassi insaturi.
Il **burro** è un derivato del latte composto da acidi grassi saturi.
L'**aglio** contiene selenio, zinco e aliina, responsabile del sapore e dell'odore penetrante e persistente; quest'ultima si trasforma in allicina che ha azione antibatterica, ipocolesterolemizzante e antipertensiva.

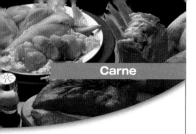

Valutazione bromatologica a porzione

Kcal	515
Proteine (%)	41,3
Lipidi (%)	58,6
Glucidi (%)	0,1
Fibra (g)	0
Colesterolo (mg)	175

Contenuti di valore per l'occhio: ★

La **carne di manzo** è ricca di ferro e discretamente grassa.

L'**olio di oliva** è un'ottima fonte di acidi grassi insaturi.

Il **burro** è un derivato del latte composto da acidi grassi saturi.

Manzo alla fiorentina al forno

Ingredienti e dosi per 4 persone

✓ 1 fiorentina da 800-1000 g
(intendiamo la parte di costata con attaccato il filetto)

✓ 2 cucchiai di olio di oliva

✓ 30 g di burro

✓ sale e pepe q.b.

Preparazione

Lasciare per 1 ora la carne a temperatura ambiente.
Preriscaldare il forno a 250 °C.
Bagnare la carne con un poco di olio e adagiarla sulla griglia del forno.
Sotto alla carne mettere una teglia da forno.
Cuocere la fiorentina per 10 minuti circa, poi estrarla dal forno, peparla e salarla e mettere un poco di burro sui due lati e poi rimetterla al forno per altri 7-8 minuti; poi servirla su di un piatto rovente.

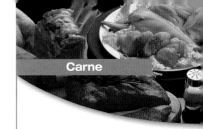

Filetto di manzo all'aceto balsamico

Ingredienti e dosi per 4 persone

✓ 4 fette di filetto di manzo da 140 g cad.

✓ 2 piccoli scalogni

✓ 6 cucchiai di aceto balsamico

✓ 50 g di burro

✓ sale q.b.

Preparazione

Far rosolare nel burro la carne 4 minuti per lato; togliere dalla padella e mantenere al caldo.

Aggiungere nella padella gli scalogni tagliati molto sottili e far cuocere a fuoco lento per 5 minuti; poi aggiungere l'aceto balsamico e cuocere fino a ridurre il liquido della metà.

Versare il sugo sopra il filetto caldo (a piacere il sugo può essere filtrato).

Valutazione bromatologica a porzione

Kcal	298
Proteine (%)	39
Lipidi (%)	58,9
Glucidi (%)	2,1
Fibra (g)	0
Colesterolo (mg)	121

Contenuti di valore per l'occhio: ★

La **carne di manzo** è ricca di ferro e discretamente grassa.

L'**aceto balsamico** ha un contenuto calorico modesto, ma un sapore molto intenso. Come la cipolla anche lo **scalogno** contiene flavonoidi.

Il **burro** è un derivato del latte composto da acidi grassi saturi.

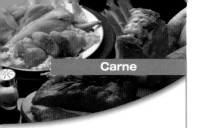

Valutazione bromatologica a porzione

Kcal	310
Proteine (%)	37,7
Lipidi (%)	62,3
Glucidi (%)	0
Fibra (g)	0
Colesterolo (mg)	96,5

Contenuti di valore per l'occhio: ★

La **carne di manzo** è ricca di ferro e discretamente grassa.

Il **radicchio** è ricco di flavonoidi e vitamine A, B e C.

L'**olio di oliva** è un'ottima fonte di acidi grassi insaturi.

Il **burro** è un derivato del latte composto da acidi grassi saturi.

Filetto di manzo al radicchio di Treviso

Ingredienti e dosi per 4 persone

✓ 4 fette di filetto di manzo da 140 g cad.

✓ 4 gambi di radicchio di Treviso tagliati sottili

✓ 4 cucchiai di farina

✓ 3 cucchiai di olio extravergine di oliva

✓ 20 g di burro

✓ ½ bicchiere di vino rosso

✓ sale e pepe q.b.

Preparazione

In una padella far cuocere in pochissimo olio e un po' più di burro le fette di filetto 4 minuti per lato; togliere quindi la carne dalla padella e tenerla al caldo; nello stesso grasso di cottura cuocere a fuoco vivo il radicchio finché sarà dorato e poi sfumare con ½ bicchiere di vino rosso.

Condire la carne con la salsa al radicchio e servire su piatti ben caldi.

Filetto di manzo alla salsa di vino rosso

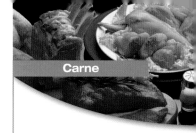
Ingredienti e dosi per 4 persone

✓ 4 fette di filetto di manzo

✓ 2 cucchiai di olio extravergine di oliva

✓ 20 g di burro

✓ 2 bicchieri e mezzo di vino rosso

✓ 1 carota

✓ 1 cipolla

✓ sale e pepe q.b.

Preparazione

Far rosolare la carne 4 minuti per lato in poco olio e burro; togliere dalla padella e mantenere al caldo.

Aggiungere nella padella cipolla e carota tritate e far cuocere pian piano per 5 minuti; poi aggiungere il vino e ridurre il liquido ad un terzo; infine emulsionare una noce di burro.

Versare il sugo sopra il filetto caldo.

Valutazione bromatologica a porzione

Kcal	353
Proteine (%)	32,9
Lipidi (%)	54
Glucidi (%)	13,1
Fibra (g)	0
Colesterolo (mg)	96,5

Contenuti di valore per l'occhio: ★

La **carne di manzo** è ricca di ferro e discretamente grassa.

Il **vino rosso** contiene resveratrolo e flavonoidi.

La **carota** è un'ottima fonte di β-carotene, inoltre stimola la diuresi e la motilità intestinale.

La **cipolla** contiene vitamina C e una buona quantità di flavonoidi (quercetina).

L'**olio di oliva** è un'ottima fonte di acidi grassi insaturi.

Il **burro** è un derivato del latte composto da acidi grassi saturi.

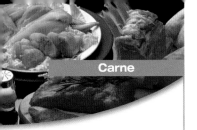

Carne

**Valutazione
bromatologica
a porzione**

Kcal	184
Proteine (%)	90
Lipidi (%)	9,7
Glucidi (%)	0,3
Fibra (g)	0
Colesterolo (mg)	142

**Contenuti di valore
per l'occhio:** ★

La **carne di vitello** è la carne rossa più leggera.
Il **curry** contiene la bidemetossicurcumina, un efficace neuroprotettore.

Arrosto di vitello al curry di Christophe

Ingredienti e dosi per 4 persone

✓ 800 g di filetto di vitello molto fresco

✓ 2 kg di sale grosso

✓ 2 cucchiai di curry

Preparazione

Spargere il curry su tutti i lati della carne.
Disporre ½ kg di sale grosso su una teglia da forno.
Appoggiare la carne sul sale e coprirla uniformemente con il resto del sale.
Mettere al forno a 200 °C e cuocere per ½ ora; togliere dal forno e lasciar riposare per 15 minuti.
Rimuovere bene il sale, tagliare la carne a fette e servire con patate al vapore o riso basmati.

Spezzatino di vitello al vino rosso

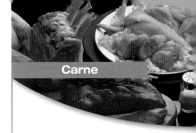

Ingredienti e dosi per 4 persone

✓ 600 g di carne di vitello tagliata a pezzi

✓ 1 cipolla

✓ 1 cucchiaio di farina

✓ 4 cucchiai di olio di semi

✓ 2 bicchieri di vino rosso (Barolo o Barbera o Nebbiolo)

✓ 1 litro di brodo di carne

✓ 2 foglie di alloro

✓ 1 mazzetto di erbe aromatiche (timo, salvia e rosmarino)

✓ sale e pepe q.b.

Preparazione

Spolverare la carne di farina fino ad imbiancarla.
Scaldare bene l'olio, rosolare la carne e, poco alla volta, aggiungere la cipolla continuando a cuocere per 10 minuti a fuoco dolce.
Aggiungere il vino e continuare la cottura fino a far evaporare il vino.
Aggiungere alloro, sale, pepe e il brodo di carne e far cuocere a fuoco lento per almeno 1 ora.

Valutazione bromatologica a porzione

Kcal	278
Proteine (%)	38,7
Lipidi (%)	36,9
Glucidi (%)	24,4
Fibra (g)	0
Colesterolo (mg)	85,2

Contenuti di valore per l'occhio: ★

La **carne di vitello** è la carne rossa più leggera.
Il **vino rosso** contiene resveratrolo e flavonoidi.
La **cipolla** contiene vitamina C e una buona quantità di flavonoidi (quercetina).
L'**olio di oliva** è un'ottima fonte di acidi grassi insaturi.

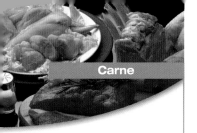

Valutazione bromatologica a porzione

Kcal	403
Proteine (%)	40,7
Lipidi (%)	48,4
Glucidi (%)	10,9
Fibra (g)	1
Colesterolo (mg)	132,6

Contenuti di valore per l'occhio: ★

La **carne di vitello** è la carne rossa più leggera.

La **cipolla** contiene vitamina C e una buona quantità di flavonoidi (quercetina).

L'**aglio** contiene selenio, zinco e aliina, responsabile del sapore e dell'odore penetrante e persistente; quest'ultima si trasforma in allicina che ha azione antibatterica, ipocolesterolemizzante e antipertensiva.

L'**acciuga** è un pesce magro e contiene acidi grassi ω-3.

Il **parmigiano**, ricco di proteine facilmente digeribili, è poco grasso e contiene vitamina A e alcune vitamine del gruppo B.

L'**olio di oliva** è un'ottima fonte di acidi grassi insaturi.

Vitello alla genovese di Cinzio

Ingredienti e dosi per 4 persone

✓ 600 g di noce o fesa di vitello

✓ 3-4 cipolle di medie dimensioni

✓ 2 spicchi di aglio

✓ 1 mazzetto di prezzemolo

✓ 4 cucchiai di olio extravergine di oliva

✓ 20 g di burro

✓ 2 acciughe

✓ 50 g di parmigiano

✓ 1 bicchiere di vino bianco

✓ sale q.b.

Preparazione

Preparare il pezzo intero di carne facendo 5-6 intagli (o piccole tasche) in ognuno dei quali inserire un pezzetto d'aglio, un po' di prezzemolo tritato e un pezzetto di parmigiano.

In un tegame rosolare a fuoco lento, in olio extravergine di oliva e burro, 3-4 cipolle medie tagliate a fettine sottili, le acciughe sbriciolate; salare e aggiungere la carne.

Cuocere a fuoco lento per 30-35 minuti.

Quando la carne è cotta e il sugo ben ritirato aggiungere il bicchiere di vino rosso e far evaporare.

Vitello alla valdostana della mamma

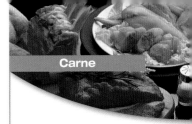
Ingredienti e dosi per 4 persone

✓ 4 fettine di vitello sottili e private del grasso

✓ 4 fette di prosciutto crudo tagliato sottile

✓ 4 foglie di salvia

✓ 4 fette sottili di fontina

✓ 30 g di burro

✓ farina q.b.

Preparazione

Rivoltare le fettine nella farina e farle rosolare in padella nel burro.
A cottura quasi completata, coprire ogni fettina con una fettina di prosciutto e una foglia di salvia tra loro.
Rimettere nella padella e appoggiare sopra ogni fetta di carne una sottiletta; quindi gratinare bene e servire.
Questo piatto non richiede sale.

Valutazione bromatologica a porzione

Kcal	391
Proteine (%)	43,4
Lipidi (%)	56,6
Glucidi (%)	0
Fibra (g)	0
Colesterolo (mg)	105

Contenuti di valore per l'occhio: ★

La **carne di vitello** è la carne rossa più leggera.
La **fontina** è un formaggio fatto con latte intero, perciò abbastanza grasso, ma il suo colore giallo è dovuto ad una consistente presenza di carotenoidi.
La **salvia** è una pianta aromatica ricca di oli essenziali, ma anche di tannini e colina..
Il **burro** è un derivato del latte composto da acidi grassi saturi.

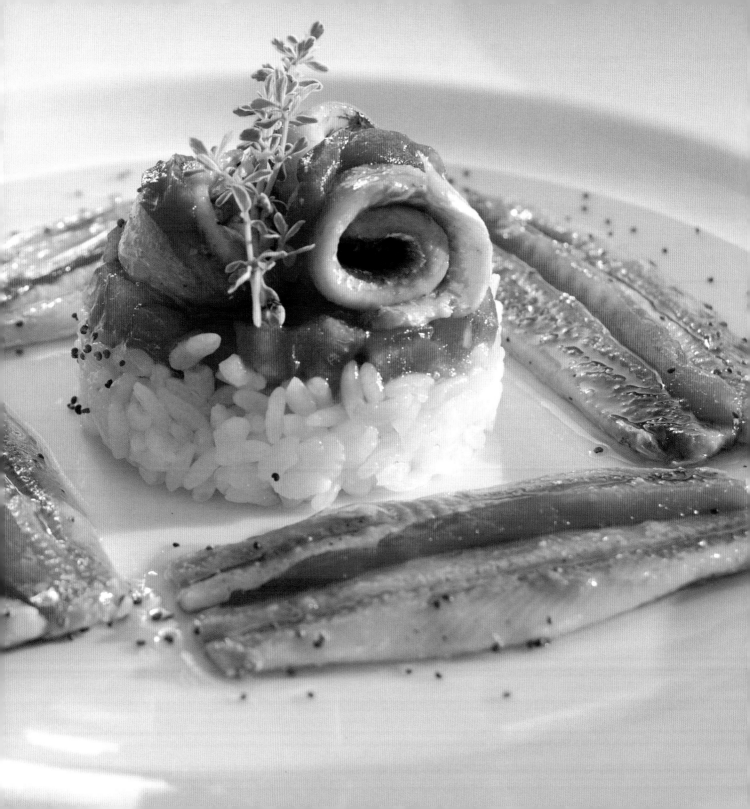

Alici marinate

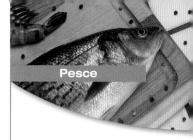

Ingredienti e dosi per 4 persone

✓ 500 g di alici fresche

✓ 1 spicchio di aglio

✓ 3 limoni: il succo

✓ 4 cucchiai di aceto bianco

✓ 2 cucchiaini di aceto balsamico

✓ 1 mazzetto di prezzemolo fresco

✓ 4 cucchiai di olio extravergine di oliva

✓ sale e pepe nero q.b.

Preparazione

Eliminare la testa, le interiora e la lisca delle alici.
In un contenitore mescolare succo di limone, aceto balsamico, sale,
pepe nero e il prezzemolo tagliato sottile e poi disporvi le alici.
Coprire con un foglio di pellicola trasparente e mettere in frigo per 2 ore.
Scolare eliminando il liquido di marinatura, aggiungere 4 cucchiai di
buon olio extravergine di oliva e servire con peperoni sott'aceto e,
a piacere, riso basmati.

Valutazione bromatologica a porzione

Kcal	189
Proteine (%)	49,7
Lipidi (%)	46,5
Glucidi (%)	3,8
Fibra (g)	0,4
Colesterolo (mg)	47,6

Contenuti di valore per l'occhio: ★ ★

L'**acciuga** è un pesce magro
e contiene acidi grassi ω-3.
Il **limone** contiene dosi elevate di vitamina C e β-carotene, ma anche flavonoidi
(soprattutto nell'albedo, sotto la buccia).
L'**aglio** contiene selenio, zinco e aliina, responsabile del
sapore e dell'odore penetrante
e persistente; quest'ultima
si trasforma in allicina che
ha azione antibatterica, ipocolesterolemizzante e antipertensiva.
Il **prezzemolo** contiene flavonoidi e anche apiolo, un
antispastico, antipiretico e
stimolante la contrattilità
uterina.

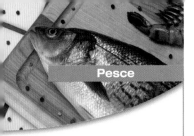

Pesce

Valutazione
bromatologica
a porzione

Kcal	300
Proteine (%)	32,8
Lipidi (%)	65,4
Glucidi (%)	1,8
Fibra (g)	0,4
Colesterolo (mg)	31,8

Contenuti di valore
per l'occhio: ★ ★

Le **alici** e le **sardine** sono pesci magri e contengono acidi grassi ω-3.
L'**olio di oliva** è un'ottima fonte di acidi grassi insaturi.
Il **parmigiano**, ricco di proteine facilmente digeribili, è poco grasso e contiene vitamina A e alcune vitamine del gruppo B.
Il **prezzemolo** contiene flavonoidi e anche apiolo, un antispastico, antipiretico e stimolante la contrattilità uterina.
L'**aglio** contiene selenio, zinco e alliina, responsabile del sapore e dell'odore penetrante e persistente; quest'ultima si trasforma in allicina che ha azione antibatterica, ipocolesterolemizzante e antipertensiva.

Alici o sardine alla genovese

Ingredienti e dosi per 4 persone

✓ 400 g di alici o di sardine

✓ 3 cucchiai di olio extravergine di oliva

✓ 100 g di parmigiano grattugiato fresco

✓ 1 ciuffo di prezzemolo

✓ 1 spicchio di aglio

Preparazione
Pulire accuratamente le alici (o le sardine) ben fresche, cioè eliminare la testa, le interiora e la lisca aprendole a metà.
Bagnarle in un po' di olio e poi passarle sul pane grattugiato fresco, mescolato al prezzemolo e all'aglio tritato finemente.
Soffriggere in padella con olio fresco.

Baccalà al latte

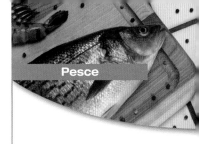

Ingredienti e dosi per 4 persone

✓ 600 g di baccalà

✓ 8 cucchiai di olio extravergine di oliva

✓ 50 g di burro

✓ 250 cc di latte

✓ 2 cipolle

Preparazione

Lavare bene il pesce per togliere il sale e metterlo in ammollo per almeno 24 ore in tanta acqua fredda e spezzettarlo (se possibile, dopo 12-18 ore cambiare l'acqua).

Tagliare sottilmente 2 cipolle e farle cuocere molto lentamente in olio e burro a fuoco basso.

Aggiungere poi il baccalà e cuocere per 3-4 minuti.

Addizionare a poco a poco il latte caldo e completare la cottura per 15-20 minuti.

A piacere, e solo se il baccalà è stato ben dissalato, aggiungere un'acciuga tritata e dei capperi.

Valutazione bromatologica a porzione

Kcal	477
Proteine (%)	28,5
Lipidi (%)	65,6
Glucidi (%)	5,9
Fibra (g)	0,5
Colesterolo (mg)	37,5

Contenuti di valore per l'occhio: ★ ★ ★

Il **baccalà** è merluzzo conservato sotto sale; pesce magro ricco di ω-3 e selenio, l'olio del suo fegato contiene abbondante vitamina A e D.

Il **latte** (soprattutto quello intero) ha un buon equilibrio tra zuccheri, grassi e proteine, contiene calcio e fosforo in abbondanza, ma soprattutto vitamine antiossidanti liposolubili e vitamine idrosolubili.

La **cipolla** contiene vitamina C e una buona quantità di flavonoidi (quercetina).

L'**olio di oliva** è un'ottima fonte di acidi grassi insaturi.

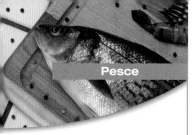

Baccalà in umido come lo faceva la mamma

Valutazione bromatologica a porzione

Kcal	625
Proteine (%)	21,6
Lipidi (%)	74,8
Glucidi (%)	3,6
Fibra (g)	1,8
Colesterolo (mg)	0

Contenuti di valore per l'occhio: ★ ★ ★

Il **baccalà** è merluzzo conservato sotto sale; pesce magro ricco di ω-3 e selenio; l'olio del suo fegato contiene abbondante vitamina A e D.

Il **pomodoro** è ricco di vitamine e oligoelementi, ma soprattutto contiene carotenoidi ed è la più importante fonte di licopene.

La **cipolla** contiene vitamina C e una buona quantità di flavonoidi (quercetina).

L'**olio di oliva** è un'ottima fonte di acidi grassi insaturi.

Ingredienti e dosi per 4 persone

✓ 600 g di baccalà sotto sale

✓ 3 cipolle medie

✓ 400 g di polpa di pomodoro fresco

✓ 1 ciuffo di prezzemolo

✓ 200 cc di olio di extravergine oliva

✓ sale e pepe q.b.

Preparazione

Utilizzare baccalà sotto sale; tagliarlo a pezzi non molto grandi e metterlo a bagno per 36-48 ore, avendo cura di cambiare l'acqua più volte; quando è ben imbevuto di acqua eliminare la pelle.
Scaldare l'olio di oliva e poi soffriggere il baccalà a pezzi.
Aggiungere al baccalà le cipolle tagliate finemente e lasciarle imbiondire.
Quindi mettere il pomodoro, un po' di pepe, prezzemolo tritato e aggiustare di sale.
Cuocere per almeno 1 ora a fuoco lento rigirando in modo che non si attacchi.
Man mano che cuoce, togliere eventuali spine; se il baccalà si sbriciola, va bene.
Ottimo da mangiare con la polenta.

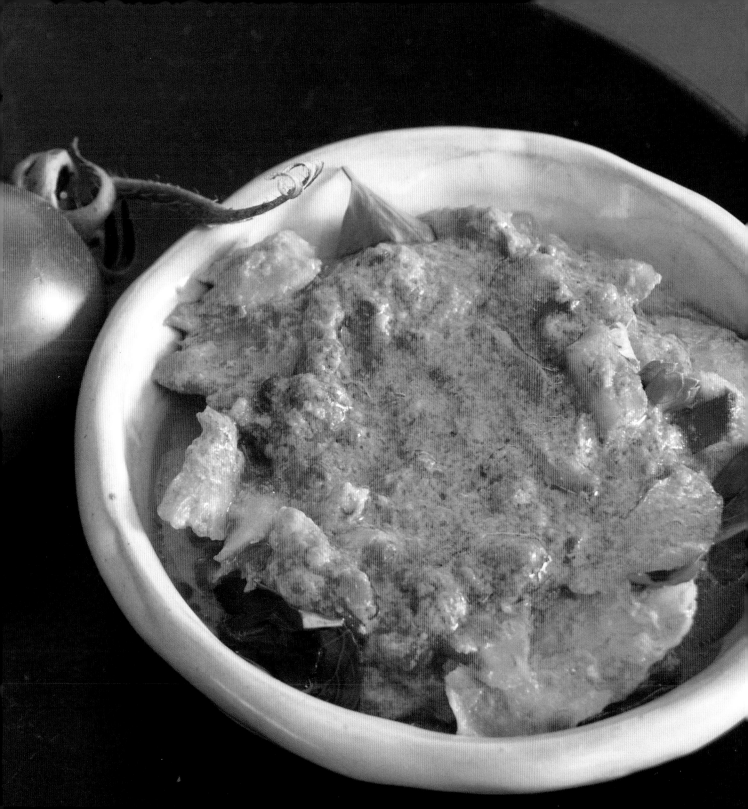

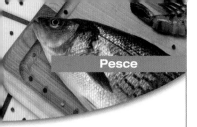

**Valutazione
bromatologica
a porzione**

Kcal	643
Proteine (%)	34,6
Lipidi (%)	39,3
Glucidi (%)	26,1
Fibra (g)	6,2
Colesterolo (mg)	165

**Contenuti di valore
per l'occhio:** ★ ★

Il **branzino** (spigola) è un
pesce magro e digeribile,
ricco di proteine e ω-3.
La **patata** è ricca di amido e
contiene potassio, vitamina
C e B5.
I **funghi** sono poveri di calorie e ricchi di cellulosa.

Branzino con patate, porcini e timo

Ingredienti e dosi per 4 persone

✓ 2 branzini di 800 g ciascuno

✓ 8 patate

✓ 4/6 funghi porcini puliti e tagliati a fette

✓ 1 bicchiere di vino bianco

✓ 3-4 cucchiai di olio extravergine di oliva

✓ 1 ciuffo di prezzemolo

✓ 1 cucchiaino di timo

✓ sale e pepe q.b.

Preparazione

Preparare il pesce per la cottura al forno, cioè pulire all'interno, desquamare
e lavare in acqua salata.
Adagiare il pesce in una teglia da forno lievemente oliata.
Versare sopra un cucchiaio di olio e una presa di sale.
A fianco mettere le patate tagliate a fette spesse 6-7 mm precedentemente
sbollentate; poi aggiungere i funghi, il sale e il vino bianco.
Mettere per 15 minuti al forno a 180 °C.
A fine cottura, spruzzare il tutto di prezzemolo e timo tagliato fine.

*PS: la stessa ricetta può essere realizzata sostituendo i funghi porcini con
carciofi puliti e tagliati in ottavi.*

Branzino al sale

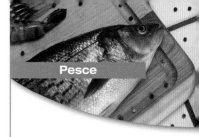

Ingredienti e dosi per 4 persone

✓ 1 branzino da kg 1,5 desquamato e pulito all'interno

✓ 3 kg di sale grosso di Trapani

✓ 2 spicchi di aglio

✓ 2 foglie di alloro

✓ 2 rametti di rosmarino

Preparazione

Disporre 1000-1300 g di sale su una capiente teglia da forno.

All'interno del pesce mettere 1 spicchio di aglio, 1 rametto di rosmarino e 1 foglia di alloro.

Disporre il pesce sopra il sale e coprirlo uniformemente con il sale rimanente.

Metterlo al forno a 200 °C per 20-25 minuti.

A cottura completata rimuovere il sale sopra e sotto; pulire il pesce e servirlo.

Valutazione bromatologica a porzione

Kcal	110
Proteine (%)	80,4
Lipidi (%)	16,4
Glucidi (%)	3,2
Fibra (g)	0
Colesterolo (mg)	0

Contenuti di valore per l'occhio: ★

Il **branzino** (spigola) è un pesce magro e digeribile, ricco di proteine e ω-3.

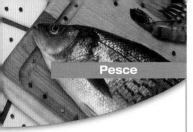

Merluzzo in filetti al forno

Valutazione bromatologica a porzione

Kcal	322
Proteine (%)	43
Lipidi (%)	21,9
Glucidi (%)	35,1
Fibra (g)	2,6
Colesterolo (mg)	0

Contenuti di valore per l'occhio: ★ ★

Il **merluzzo** è un pesce magro ricco di ω-3 e selenio, l'olio del suo fegato contiene abbondante vitamina A e D. La **patata** è ricca di amido e contiene potassio, vitamina C e B5. L'**olio di oliva** è un'ottima fonte di acidi grassi insaturi.

Ingredienti e dosi per 4 persone

✓ 400 g di filetti di merluzzo

✓ 6 patate

✓ 2 cucchiai di olio extravergine di oliva

✓ ½ cucchiaio di maggiorana

✓ ½ cucchiaio di timo

✓ 1 cucchiaio di prezzemolo tritato fine

✓ sale e pepe q.b.

Preparazione

Mettere le patate in acqua e portare ad ebollizione per 10 minuti.
Tagliare le patate a fette e disporle in modo da fare uno strato uniforme su una teglia da forno bagnata.
Disporre sopra le patate i filetti di merluzzo, poi maggiorana, timo, prezzemolo, sale e pepe.
Poi un altro strato di patate, questa volta tagliate più sottili e spruzzare sopra un pò di olio.
Mettere al forno per 20-25 minuti a 200 °C.

Pesce spada: carpaccio aromatico

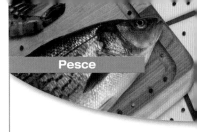

Ingredienti e dosi per 4 persone

✓ 400 g di pesce spada fresco tagliato a fette sottili

✓ 1 limone: il succo

✓ 3 cucchiai di olio extravergine di oliva

✓ 1 ciuffo di prezzemolo

✓ 6 foglie di basilico

✓ 1 ciuffetto di erba cipollina

✓ sale e pepe q.b.

Preparazione

Emulsionare il succo di limone con l'olio, le erbe tritate (prezzemolo, basilico, erba cipollina) e un pizzico di sale e pepe, passando tutto al minipimer.
Disporre le fette di pesce su un piatto e versarvi sopra l'emulsione.
Mettere in frigo a marinare per 20 minuti circa, poi servire.

Valutazione bromatologica a porzione

Kcal	232
Proteine (%)	33,3
Lipidi (%)	66,5
Glucidi (%)	0,2
Fibra (g)	0
Colesterolo (mg)	0

Contenuti di valore per l'occhio: ★ ★

Il **pesce spada**, molto magro, ricco di proteine, contiene fosforo e selenio.

Il **limone** contiene dosi elevate di vitamina C e β-carotene, ma anche flavonoidi (soprattutto nell'albedo, sotto la buccia).

Il **prezzemolo** contiene flavonoidi e anche apiolo, un antispastico, antipiretico e stimolante la contrattilità uterina.

L'**olio di oliva** è un'ottima fonte di acidi grassi insaturi.

L'**erba cipollina** ha il sapore della cipolla, ma è più digeribile, allo stesso modo contiene flavonoidi.

Il **basilico** deve il suo profumo ai molti oli essenziali che contiene, i quali sono in grado di stimolare la secrezione salivare e gastrica.

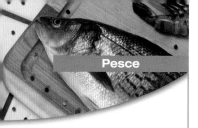

Valutazione bromatologica a porzione

Kcal	236
Proteine (%)	40,4
Lipidi (%)	59,3
Glucidi (%)	0,3
Fibra (g)	0
Colesterolo (mg)	45,5

Contenuti di valore per l'occhio: ★

Il **salmone** è ricco di ω-3 e oligominerali, ma soprattutto di astaxantina che ottiene dai crostacei di cui si nutre.

La **carota** è un'ottima fonte di β-carotene, inoltre stimola la diuresi e la motilità intestinale.

La **cipolla** contiene vitamina C e una buona quantità di flavonoidi (quercetina).

Il **prezzemolo** contiene flavonoidi e anche apiolo, un antispastico, antipiretico e stimolante la contrattilità uterina.

Salmone al vapore

Ingredienti e dosi per 4 persone

✓ 4 scaloppe di salmone

✓ 2 foglie di sedano

✓ 1 carota

✓ 1 cipolla

✓ 1 mazzetto di prezzemolo

✓ 1 litro di acqua

✓ sale q.b.

Preparazione

Far scaldare l'acqua con dentro il sedano, la carota, la cipolla e il prezzemolo e una manciata di sale.

Mettere sopra la vaporiera con il pesce; far cuocere per 15 minuti circa e poi estrarre il pesce, pulirlo e disporlo su un piatto e condire con una salsa da pesce (salsa al limone o al pomodoro o altro).

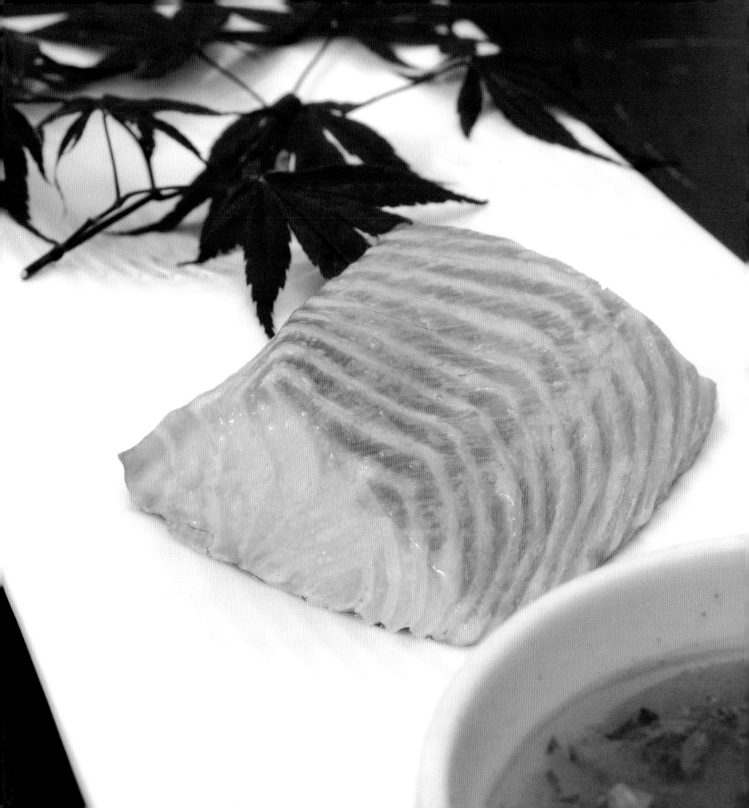

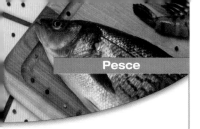

Valutazione bromatologica a porzione

Kcal	248
Proteine (%)	32,8
Lipidi (%)	60,1
Glucidi (%)	7,1
Fibra (g)	0
Colesterolo (mg)	0

Contenuti di valore per l'occhio: ★ ★

Il **pesce** è in genere ricco di ω-3.

L'**olio di oliva** è un'ottima fonte di acidi grassi insaturi.

Come la cipolla anche lo **scalogno** contiene flavonoidi.

L'**erba cipollina** ha il sapore della cipolla, ma è più digeribile, allo stesso modo contiene flavonoidi.

L'**arancia** è ricca di saccarosio, vitamina C e β-carotene, contiene anche flavonoidi.

La **salsa di soia** è ricca di isoflavoni.

Pesce spada o salmone o tonno alla tartara

Ingredienti e dosi per 4 persone

✓ 300 g di pesce in polpa tritata sottile

✓ 1 scalogno

✓ 1 arancia: il succo

✓ 4 cucchiai di olio extravergine di oliva

✓ 1 ciuffetto di erba cipollina

✓ 1 cucchiaio di salsa di soia

✓ sale e pepe q.b.

Preparazione

Tritare l'erba cipollina e lo scalogno.

Mettere in una scodella il trito di scalogno, l'erba cipollina tagliata finemente, il pesce e tutti gli altri ingredienti.

Mescolare e servire con verdure crude.

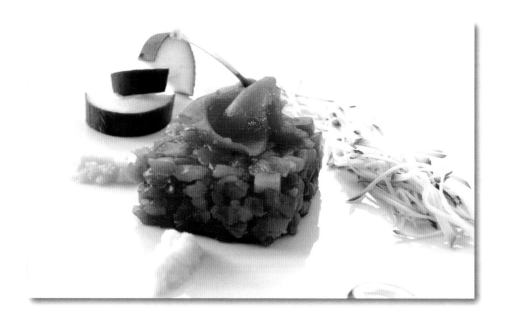

Pesce spada alla pizzaiola

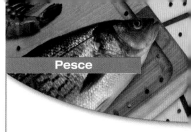
Ingredienti e dosi per 4 persone

✓ 600 g di pesce spada in 4 fette

✓ 4 cucchiai di olio extravergine di oliva

✓ ½ spicchio di aglio

✓ 2 cucchiai di capperi dissalati

✓ 4 cucchiai di olive nere

✓ 400 g polpa di pomodoro sgocciolata

✓ 1 cucchiaino di origano

✓ sale e pepe q.b.

Preparazione

Riscaldare l'olio e farvi rosolare il pesce.
Aggiungere il pomodoro, i capperi, l'aglio, le olive, l'origano;
salare e pepare.
Far cuocere per 15-20 minuti e servire.

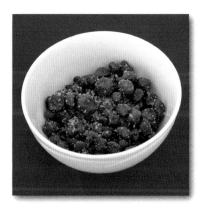
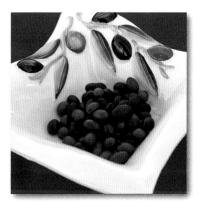

Valutazione bromatologica a porzione

Kcal	324
Proteine (%)	26,2
Lipidi (%)	69,6
Glucidi (%)	4,2
Fibra (g)	1
Colesterolo (mg)	0

Contenuti di valore per l'occhio: ★ ★ ★

Il **pesce spada**, molto magro, ricco di proteine, contiene fosforo e selenio.

Il **pomodoro** è ricco di vitamine e oligoelementi, ma soprattutto contiene carotenoidi ed è la più importante fonte di licopene.

Le **olive** sono ricche di grassi monoinsaturi, vitamina E e potassio.

I **capperi** contengono vitamine A, C ed E, ma anche molto sodio.

L'**origano** è ricco di oli essenziali.

L'**aglio** contiene selenio, zinco e aliina, responsabile del sapore e dell'odore penetrante e persistente; quest'ultima si trasforma in allicina che ha azione antibatterica, ipocolesterolemizzante e antipertensiva.

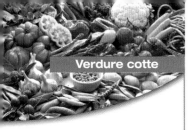

Valutazione bromatologica a porzione

Kcal	242
Proteine (%)	8
Lipidi (%)	43,7
Glucidi (%)	48,3
Fibra (g)	5,4
Colesterolo (mg)	0

Contenuti di valore per l'occhio: ★ ★

Il **carciofo** oltre ad essere ricco di fibre e sali minerali è ricco di acido folico.

La **patata** è ricca di amido e contiene potassio, vitamina C e B5.

L'**aglio** contiene selenio, zinco e aliina, responsabile del sapore e dell'odore penetrante e persistente; quest'ultima si trasforma in allicina che ha azione antibatterica, ipocolesterolemizzante e antipertensiva.

Il **prezzemolo** contiene flavonoidi e anche apiolo, un antispastico, antipiretico e stimolante la contrattilità uterina.

Il **timo** contiene oli essenziali e flavonoidi.

L'**olio di oliva** è un'ottima fonte di acidi grassi insaturi.

Carciofi e patate

Ingredienti e dosi per 4 persone

✓ 4 carciofi

✓ 4 patate

✓ 2 spicchi di aglio

✓ 1 mazzetto di prezzemolo

✓ 1 mazzetto di timo

✓ 4 cucchiai di olio extravergine di oliva del Garda

✓ sale e pepe q.b.

Preparazione

Pulire i carciofi, cioè eliminare le foglie dure esterne e poi tagliare le metà anteriori, dividere il resto in quarti ed eliminare la barba ed eventuali parti spinose.

Pulire le patate e dividerle a cubetti.

Far soffriggere nell'olio i carciofi e farli cuocere qualche minuto finché prendono un colore dorato.

Aggiungere le patate, l'aglio, salare e pepare e far cuocere insieme per 25-30 minuti aggiungendo un po' d'acqua o, meglio ancora, brodo.

Alla fine aggiungere prezzemolo e timo ed eliminare l'aglio.

Lenticchie classiche

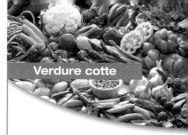
Ingredienti e dosi per 4 persone

✓ 250 g di lenticchie

✓ 50 g di lardo o pancetta affumicata tagliata sottile

✓ 1 foglia di alloro

✓ 2 foglie di basilico

✓ 2 cucchiai di olio extravergine di oliva toscano

✓ 1 cipolla

✓ 1 carota

✓ 1 foglia di sedano

✓ 100 g di pomodori pelati

✓ ½ litro di brodo vegetale

✓ sale e pepe q.b.

Preparazione

Mettere a bagno le lenticchie in acqua fredda per almeno 6 ore; poi sgocciolarle.

In una casseruola far rosolare in olio il trito di lardo e verdure (cipolla, sedano, carota tagliate sottili) e unire le lenticchie.

Quando le lenticchie saranno insaporite aggiungere i pomodori pelati, un po' di brodo, sale, pepe e profumi (alloro e basilico).

Coprire e lasciar cucinare molto lentamente per almeno 1 ora versando di tanto in tanto del brodo caldo.

Alla fine della cottura il sugo dovrà essere piuttosto ristretto.

Valutazione bromatologica a porzione

Kcal	380
Proteine (%)	12,6
Lipidi (%)	61,2
Glucidi (%)	26,2
Fibra (g)	7,1
Colesterolo (mg)	14,2

Contenuti di valore per l'occhio: ★ ★ ★

Le **lenticchie** sono una buona fonte di zinco.

La **cipolla** contiene vitamina C e una buona quantità di flavonoidi (quercetina).

Il **pomodoro** è ricco di vitamine e oligoelementi, ma soprattutto contiene carotenoidi ed è la più importante fonte di licopene.

La **carota** è un'ottima fonte di β-carotene, inoltre stimola la diuresi e la motilità intestinale.

L'**olio di oliva** è un'ottima fonte di acidi grassi insaturi.

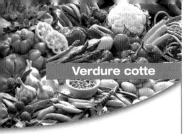

Valutazione bromatologica a porzione

Kcal	283
Proteine (%)	8,7
Lipidi (%)	37
Glucidi (%)	54,3
Fibra (g)	5
Colesterolo (mg)	0

Contenuti di valore per l'occhio: ★ ★

Il **pomodoro** è ricco di vitamine e oligoelementi, ma soprattutto contiene carotenoidi ed è la più importante fonte di licopene.

La **patata** è ricca di amido e contiene potassio, vitamina C e B5.

L'**olio di oliva** è un'ottima fonte di acidi grassi insaturi.

La **cipolla** contiene vitamina C e una buona quantità di flavonoidi (quercetina).

L'**aglio** contiene selenio, zinco e aliina, responsabile del sapore e dell'odore penetrante e persistente; quest'ultima si trasforma in allicina che ha azione antibatterica, ipocolesterolemizzante e antipertensiva.

Patate e pomodori alla pugliese

Ingredienti e dosi per 4 persone

✓ 400 g di pomodori maturi

✓ 500 g di patate

✓ 2 cipolle

✓ 1 mazzetto di prezzemolo

✓ 1 spicchio di aglio

✓ ½ cucchiaino di origano

✓ 3 cucchiai di olio extravergine di oliva

✓ 2 cucchiai di pane grattugiato

✓ sale e pepe q.b.

Preparazione

Pelare le patate e tagliarle a fette di 1 cm circa e farle bollire in acqua per 5 minuti.

Lavare i pomodori, dividerli a metà e capovolgerli per lasciar scolare l'acqua.

Togliere lo strato esterno delle cipolle e tagliarle a fette di circa 2 cm.

Tritare l'aglio finemente con il prezzemolo e l'origano e aggiungere sale e pepe.

Scaldare l'olio in una teglia da forno.

Depositarvi le fette di cipolla e spargere sopra un poco del trito di aglio.

Adagiare sopra le patate a fette e sopra ancora una spruzzata di trito.

Ricoprire con i pomodori con la parte tagliata verso l'alto.

Cospargere con il trito rimasto e poi con il pane grattugiato.

Bagnare sopra con l'olio residuo.

Mettere al forno a 200-220 °C per 30-35 minuti.

Patate in rostì

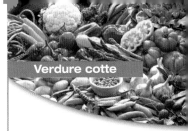

Ingredienti e dosi per 4 persone

✓ 6 patate

✓ 3 cucchiai di olio di semi di girasole

✓ 1 cucchiaino di burro

✓ sale q.b.

Preparazione

Tagliare le patate a bastoncini sottili (lunghi 3-4 cm e spessi ½ cm circa) e asciugarle accuratamente.

In una padella mettere a scaldare 3 cucchiai di olio di semi.

Mettervi le patate e compattarle da sopra e cuocere a fuoco moderato.

Dopo qualche minuto, aggiungere il burro e, aiutandosi con un coperchio piatto, capovolgere le patate per cuocerle dall'altra parte.

Continuare la cottura finché le due superfici non saranno bionde.

Prima di servire, salare.

Valutazione bromatologica a porzione

Kcal	253
Proteine (%)	5,5
Lipidi (%)	50,2
Glucidi (%)	44,3
Fibra (g)	2,6
Colesterolo (mg)	7,5

Contenuti di valore per l'occhio: ★

La **patata** è ricca di amido e contiene potassio, vitamina C e B5.

Il **burro** è un derivato del latte composto da acidi grassi saturi.

L'**olio di semi di girasole** contiene ω-6 e vitamina E, anche se questa viene in parte persa durante il processo di raffinazione.

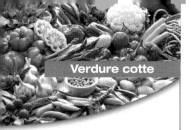

Patate al forno con rosmarino

**Valutazione
bromatologica
a porzione**

Kcal	226
Proteine (%)	5,7
Lipidi (%)	50
Glucidi (%)	44,3
Fibra (g)	2,6
Colesterolo (mg)	12,5

**Contenuti di valore
per l'occhio:** ★

La **patata** è ricca di amido e
contiene potassio, vitamina
C e vitamina B5.
L'**olio di oliva** è un'ottima
fonte di acidi grassi insaturi.
Il **burro** è un derivato del latte composto da acidi grassi
saturi.

Ingredienti e dosi per 4 persone

✓ 6 patate

✓ 1 ramo di rosmarino

✓ 2 spicchi di aglio

✓ 3 cucchiai di olio extravergine di oliva

✓ 1 cucchiaino di burro

✓ sale q.b.

Preparazione
Pulire le patate, tagliarle a cubetti e sbollentarle in acqua salata.
In una padella da forno mettere l'olio e versarvi le patate e il rosmarino
e rigirarle varie volte.
Mettere al forno a 200 °C per 30 minuti; a fine cottura aggiungere
il sale, l'aglio tagliato in 4 pezzi e il burro e rigirare ancora.

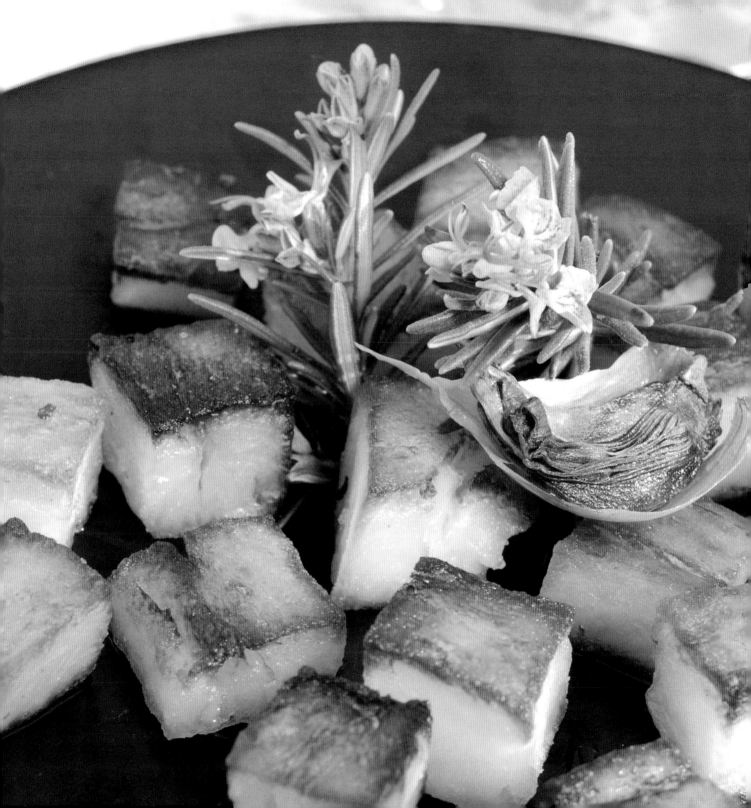

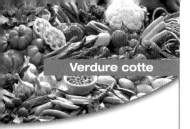

Caponata primavera

**Valutazione
bromatologica
a porzione**

Kcal	227
Proteine (%)	7,8
Lipidi (%)	45,7
Glucidi (%)	46,5
Fibra (g)	3,9
Colesterolo (mg)	0

**Contenuti di valore
per l'occhio: ★ ★ ★**

Le **melanzane** contengono
poche calorie e molti carotenoidi, flavonoidi e vitamina C.
Il **peperone** è una buona
fonte di carotenoidi, soprattutto luteina.
La **patata** è ricca di amido e
contiene potassio, vitamina
C e B5.
Le **zucchine** contengono poche calorie e sono molto ricche di carotenoidi, vitamina
C ed E.
L'**olio di oliva** è un'ottima
fonte di acidi grassi insaturi.
La **cipolla** contiene vitamina C e una buona quan-
tità di flavonoidi (quercetina).

Ingredienti e dosi per 4 persone

✓ 1 melanzana

✓ 1 peperone rosso

✓ 1 peperone giallo

✓ 2 patate

✓ 2 zucchine

✓ 1 spicchio di aglio

✓ 1 cipolla

✓ 4 cucchiai di olio extravergine di oliva toscano

✓ sale e pepe q.b.

Preparazione

Tagliare a cubetti la melanzana, salarla leggermente e metterla a scolare
per mezz'ora circa nello scolapasta.
Mettere al forno i peperoni e poi, quando sono leggermente arrostiti,
estrarli e sbucciarli quando saranno un po' raffreddati.
Sbucciare e pulire le patate e tagliarle a fettine; tagliare a fettine anche
le zucchine.
In una padella mettere l'olio e, quando è caldo, soffriggere l'aglio e
la cipolla; poi estrarre l'aglio e aggiungere le altre verdure.
Cuocere e, se necessario, aggiungere un po' d'acqua calda
di tanto in tanto.
Sale, pepe e, a piacere, una spruzzatina di aceto rosso.

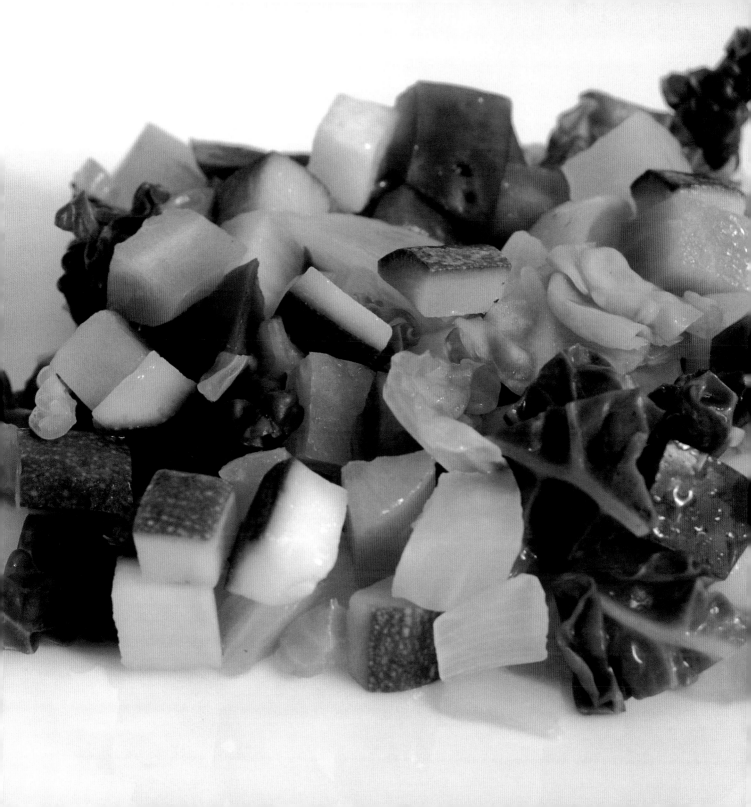

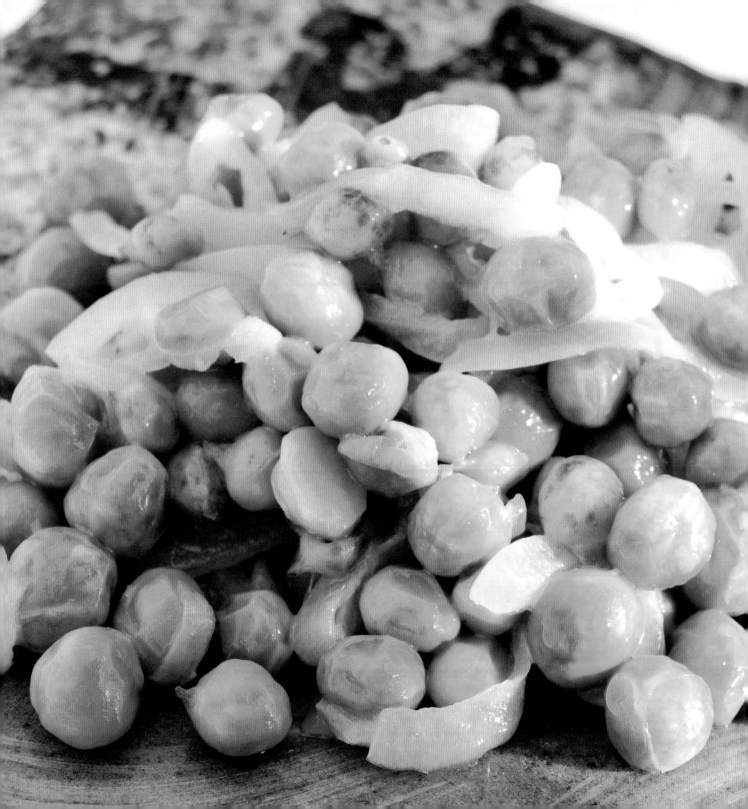

Piselli freschi in padella

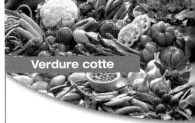

Ingredienti e dosi per 4 persone

✓ 300 g di piselli freschi

✓ ½ cipollotto

✓ 30 g di burro

✓ 2 cucchiai di olio extravergine di oliva

Preparazione

Fare un soffritto di cipolla con burro e olio.
Aggiungere i piselli freschi e far cuocere con poca acqua.
Cuocerli solo una decina di minuti per meglio assaporarne
il sapore fresco; a fine cottura, se piacciono dolci, si può aggiungere
un cucchiaino di zucchero.

Valutazione bromatologica a porzione

Kcal	140
Proteine (%)	12,4
Lipidi (%)	60,2
Glucidi (%)	27,4
Fibra (g)	2,5
Colesterolo (mg)	12,5

Contenuti di valore per l'occhio: ★ ★ ★

I **piselli** sono ricchi di vitamina C e carotenoidi, ma anche fitosteroli (ipocolesterolemizzanti).
Il **cipollotto** contiene vitamina C e una buona quantità di flavonoidi (quercetina).
L'**olio di oliva** è un'ottima fonte di acidi grassi insaturi.
Il **burro** è un derivato del latte composto da acidi grassi saturi.

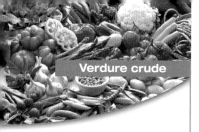

**Valutazione
bromatologica
a porzione**

Kcal	157
Proteine (%)	15,6
Lipidi (%)	81,9
Glucidi (%)	2,5
Fibra (g)	2,3
Colesterolo (mg)	13,6

**Contenuti di valore
per l'occhio:** ★ ★

Il **carciofo** oltre ad essere
ricco di fibre e sali minerali
è ricco di acido folico.
Il **parmigiano**, ricco di proteine facilmente digeribili, è
poco grasso e contiene vitamina A e alcune vitamine
del gruppo B.
L'**olio di oliva** è un'ottima
fonte di acidi grassi insaturi.

Carciofi crudi in carpaccio e parmigiano

Ingredienti e dosi per 4 persone

✓ 4 carciofi teneri e freschi di Sanremo

✓ 50 g di parmigiano tagliato a fettine sottili

✓ 4 cucchiai di olio extravergine di oliva

✓ 8 foglie di mentuccia romana

✓ 1 cucchiaino di aceto balsamico

✓ sale e pepe q.b.

Preparazione

Rimuovere le foglie dure più esterne dei carciofi; asportare la metà
anteriore conservando solo le parti tenere.
Dividere i carciofi in 4 spicchi ed eliminare la peluria interna ed eventuali
foglie spinose.
Tagliare i carciofi a fettine sottili e distenderle sui 4 piatti.
Tagliare il parmigiano a fettine sottili usando un taglierino da tartufo e
disporre le fette sopra quelle dei carciofi.
Condire con un po' di olio extravergine di oliva, aceto balsamico, sale,
pepe e qualche foglia di mentuccia.

Insalata di cetrioli, melone e fragole

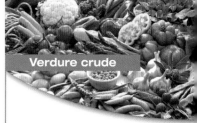
Ingredienti e dosi per 4 persone

- ✓ 1 cetriolo medio
- ✓ ½ melone
- ✓ 150 g di fragole
- ✓ 1 limone
- ✓ 1 cucchiaio di olio extravergine di oliva
- ✓ 1 cucchiaino di peperoncino in polvere
- ✓ 2 cucchiai di prezzemolo fresco tritato

Preparazione

Pulire la metà del melone dai semi e dai filamenti e ricavare delle palline con lo scavino.
Sbucciare il cetriolo, eliminare i semi e tagliarlo a fettine.
Mondare e lavare le fragole e tagliarle a fettine.
Unire il melone alle fragole e al cetriolo.
Unire il succo di mezzo limone, il sale, il peperoncino e il prezzemolo e mescolare.

Valutazione bromatologica a porzione

Kcal	51
Proteine (%)	8,3
Lipidi (%)	59,3
Glucidi (%)	32,4
Fibra (g)	1,5
Colesterolo (mg)	0

Contenuti di valore per l'occhio: ★ ★ ★

Il **cetriolo** contiene poche calorie e molta acqua, contiene anche vitamina C e potassio, ma soprattutto carotenoidi.
Il **melone** è ricco di vitamina C e carotenoidi.
Le **fragole** sono una buona fonte di vitamina C e di antocianosidi.
Il **limone** contiene dosi elevate di vitamina C e β-carotene, ma anche flavonoidi (soprattutto nell'albedo, sotto la buccia).
Il **peperoncino** contiene la capsaicina che lo rende piccante, ma soprattutto carotenoidi e flavonoidi.
L'**olio di oliva** è un'ottima fonte di acidi grassi insaturi.
Il **prezzemolo** contiene flavonoidi e anche apiolo, un antispastico, antipiretico e stimolante la contrattilità uterina.

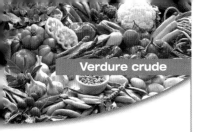

Valutazione bromatologica a porzione

Kcal	114
Proteine (%)	4,5
Lipidi (%)	81,6
Glucidi (%)	13,9
Fibra (g)	2,5
Colesterolo (mg)	0

Contenuti di valore per l'occhio: ★ ★ ★

Il **pomodoro** è ricco di vitamine e oligoelementi, ma soprattutto contiene carotenoidi ed è la più importante fonte di licopene.
Il **cetriolo** contiene poche calorie e molta acqua, contiene anche vitamina C e potassio, ma soprattutto carotenoidi.
L'**olio di oliva** è un'ottima fonte di acidi grassi insaturi.
L'**aceto di vino rosso**, dal sapore stimolante, è ricco di flavonoidi.
L'**origano** è ricco di oli essenziali.

Insalata di cetrioli e pomodori

Ingredienti e dosi per 4 persone

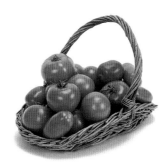

- ✓ 4 pomodori maturi
- ✓ 2 cetrioli teneri
- ✓ 2 cucchiai di aceto di vino rosso
- ✓ 4 cucchiai di olio extravergine di oliva
- ✓ ½ cucchiaino di origano
- ✓ 1 spicchio di aglio
- ✓ sale e pepe q.b.

Preparazione

Lavare i pomodori, tagliarli a spicchi ed eliminare i semi.
Spolverarli con un po' di sale e disporli per 5-6 minuti in uno scolapasta a perdere acqua.
Sbucciare i cetrioli, eliminare le parti terminali e tagliarli a fettine sottili.
Unire i pomodori ai cetrioli in una ciotola e condire con la salsina.

Salsina

In una ciotolina mettere l'origano, il sale, il pepe, l'aceto, l'olio e l'aglio tagliato in due metà.
Mescolare il tutto e lasciar insaporire per qualche minuto.
Prima di versarla sui pomodori e i cetrioli eliminare l'aglio.

Insalata di pomodori e basilico

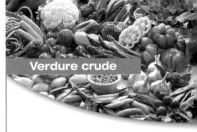

Ingredienti e dosi per 4 persone

✓ 8 pomodori maturi

✓ 18 foglie di basilico fresco

✓ ¼ di cucchiaino di origano

✓ 1 spicchio di aglio

✓ 6 cucchiai di olio extravergine di oliva

✓ 1 cucchiaino di aceto

✓ sale e pepe nero q.b.

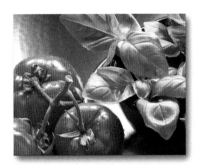

Preparazione

Lavare i pomodori, tagliarli a spicchi, eliminare i semi; spolverarli con un po' di sale e disporli per 5-6 minuti in uno scolapasta a perdere acqua. Metterli poi in un'insalatiera e aggiungere il basilico lavato e asciugato. Versarvi sopra la salsa e servire.

Salsa

In una ciotolina mettere l'origano, il sale, il pepe, l'aceto, l'olio e l'aglio tagliato in due metà.
Mescolare il tutto e lasciar insaporire per qualche minuto.
Usarla per condire i pomodori, eliminando però l'aglio.

Valutazione bromatologica a porzione

Kcal	129
Proteine (%)	6,5
Lipidi (%)	72,6
Glucidi (%)	20,9
Fibra (g)	4
Colesterolo (mg)	0

Contenuti di valore per l'occhio: ★ ★ ★

Il **pomodoro** è ricco di vitamine e oligoelementi, ma soprattutto contiene carotenoidi ed è la più importante fonte di licopene.

L'**olio di oliva** è un'ottima fonte di acidi grassi insaturi.

Il **basilico** deve il suo profumo ai molti oli essenziali che contiene, i quali sono in grado di stimolare la secrezione salivare e gastrica.

L'**aceto** di vino, dal sapore stimolante, è ricco di flavonoidi soprattutto se fatto con il vino rosso.

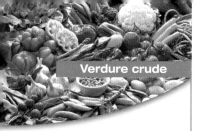

**Valutazione
bromatologica
a porzione**

Kcal	119
Proteine (%)	9,5
Lipidi (%)	79,1
Glucidi (%)	11,4
Fibra (g)	2
Colesterolo (mg)	0

**Contenuti di valore
per l'occhio:** ★

Le **insalate** sono un'ottima fonte di fibre e carotenoidi (luteina).
La **rucola**, dal sapore piccante, contiene carotenoidi e flavonoidi.
I **germogli di soia** sono ricchissimi di isoflavoni.
L'**olio di oliva** è un'ottima fonte di acidi grassi insaturi.

Insalata mista

Ingredienti e dosi per 4 persone

✓ 1 mazzo di rucola

✓ 2 cespi di radicchio rosso di Treviso

✓ 1 cespo di indivia riccia

✓ 50 g di germogli di soia freschi

✓ 1 spicchio di aglio

✓ 1 cucchiaio di aceto bianco

✓ 4 cucchiai di olio extravergine di oliva

✓ 1 cucchiaino di senape di Digione

✓ sale e pepe q.b.

Preparazione
Mondare e lavare i vegetali e asciugarli con delicatezza, ma con cura.
Tagliare le insalate a strisce non troppo sottili, ma lasciare interi i germogli di soia.
Mettere il tutto in un'insalatiera e versarvi sopra la salsa.

Salsa
In una ciotola mettere la senape, il sale, l'aglio spremuto e l'aceto e mescolare bene per sciogliere il sale.
Addizionare il pepe e l'olio e girare ancora bene per emulsionare il tutto.

Insalata di spinaci

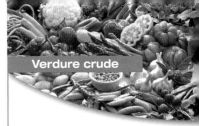
Ingredienti e dosi per 4 persone

✓ 600 g di foglie di spinaci novelli

✓ 150 g di scaglie di parmigiano

✓ 4 cucchiai di olio extravergine di oliva

✓ 2 cucchiai di aceto balsamico

✓ sale e pepe q.b.

Preparazione

In una tazza mettere il sale, il pepe e l'aceto balsamico e mescolare bene;
poi aggiungere l'olio ed amalgamare bene.
Mettere in un'insalatiera gli spinaci e condirli con la salsina.
Distribuire sopra le scaglie di grana, mescolare bene e servire subito.

Valutazione bromatologica a porzione

Kcal	264
Proteine (%)	24,2
Lipidi (%)	70,5
Glucidi (%)	5,3
Fibra (g)	2,4
Colesterolo (mg)	31,8

Contenuti di valore per l'occhio: ★ ★ ★

Gli **spinaci** sono ricchi di vitamina C e di luteina; inoltre sono ricchi di ferro, ma anche di ossalati che ne riducono l'assorbimento.
Il **parmigiano**, ricco di proteine facilmente digeribili, è poco grasso e contiene vitamina A e alcune vitamine del gruppo B.
L'**olio di oliva** è un'ottima fonte di acidi grassi insaturi.
L'**aceto balsamico** ha un contenuto calorico modesto, ma un sapore molto intenso.

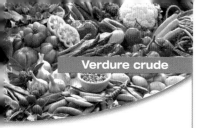

Valutazione bromatologica a porzione

Kcal	119
Proteine (%)	4,7
Lipidi (%)	72,4
Glucidi (%)	22,9
Fibra (g)	3,5
Colesterolo (mg)	0

Contenuti di valore per l'occhio: ★ ★ ★

La **carota** è un'ottima fonte di β-carotene, inoltre stimola la diuresi e la motilità intestinale.

Il **finocchio** contiene flavonoidi, ma soprattutto anetolo, che ha effetto antispastico.

Il **pomodoro** è ricco di vitamine e oligoelementi, ma soprattutto contiene carotenoidi ed è la più importante fonte di licopene.

Il **lime** contiene dosi elevate di vitamina C e β-carotene, ma anche flavonoidi (soprattutto nell'albedo, sotto la buccia).

L'**olio di oliva** è un'ottima fonte di acidi grassi insaturi.

Insalata mista di carote, finocchi, pomodori e cicorino

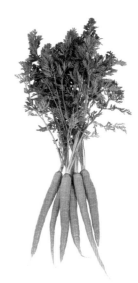

Ingredienti e dosi per 4 persone

✓ 2 carote

✓ 2 pomodori maturi

✓ 1 finocchio

✓ 1 bel ciuffo di cicorino

✓ 1 cucchiaino di senape di Digione

✓ 1 cucchiaino di succo di lime

✓ 4 cucchiai di olio extravergine di oliva

✓ sale e pepe q.b.

Preparazione

Pulire e tagliare le carote alla julienne.

Asportare le foglie più dure del finocchio e tagliare il resto a fettine sottili.

Spellare i pomodori, tagliarli a metà, privarli dei semi e lasciar scolare dall'acqua.

Disporre i vari vegetali in un'insalatiera, iniziando dal cicorino.

Versarvi sopra la salsa, mescolare e servire subito.

Salsa

In una ciotola versare il sale, il pepe, il succo di limone e la senape e mescolare bene fino a sciogliere il sale; aggiungere l'olio e sbattere fino ad emulsionare bene la salsa.

Insalata di **verza** e **carote**

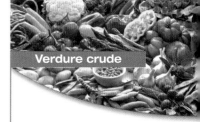

Ingredienti e dosi per 4 persone

✓ 4 carote fresche

✓ 250 g di verza

✓ 2 cucchiai di aceto di vino rosso

✓ cucchiai di olio extravergine di oliva

✓ sale e pepe q.b.

Preparazione
Lavare, asciugare e tagliare la verza a striscioline sottili.
Lavare, asciugare, eliminare la buccia delle carote e tagliarle alla julienne.
Mescolare le carote e la verza in un'insalatiera e condire con la salsina all'aceto.

Salsina
In una ciotola versare il sale, il pepe e poi l'aceto e mescolare bene.
Poi aggiungere l'olio e mescolare ancora fino ad ottenere un'emulsione omogenea.

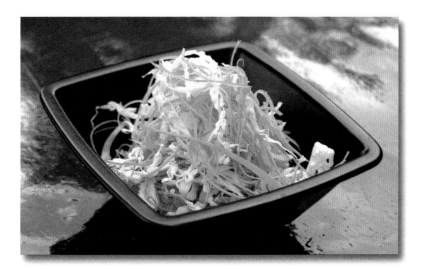

Valutazione bromatologica a porzione

Kcal	118
Proteine (%)	6,4
Lipidi (%)	76,7
Glucidi (%)	16,9
Fibra (g)	3,2
Colesterolo (mg)	0

Contenuti di valore per l'occhio: ★ ★

La **carota** è un'ottima fonte di β-carotene, inoltre stimola la diuresi e la motilità intestinale.
La **verza** è ricca di vitamina C, ma soprattutto di carotenoidi come la luteina.
L'**olio di oliva** è un'ottima fonte di acidi grassi insaturi.
L'**aceto** di vino, dal sapore stimolante, è ricco di flavonoidi soprattutto se fatto con il vino rosso.

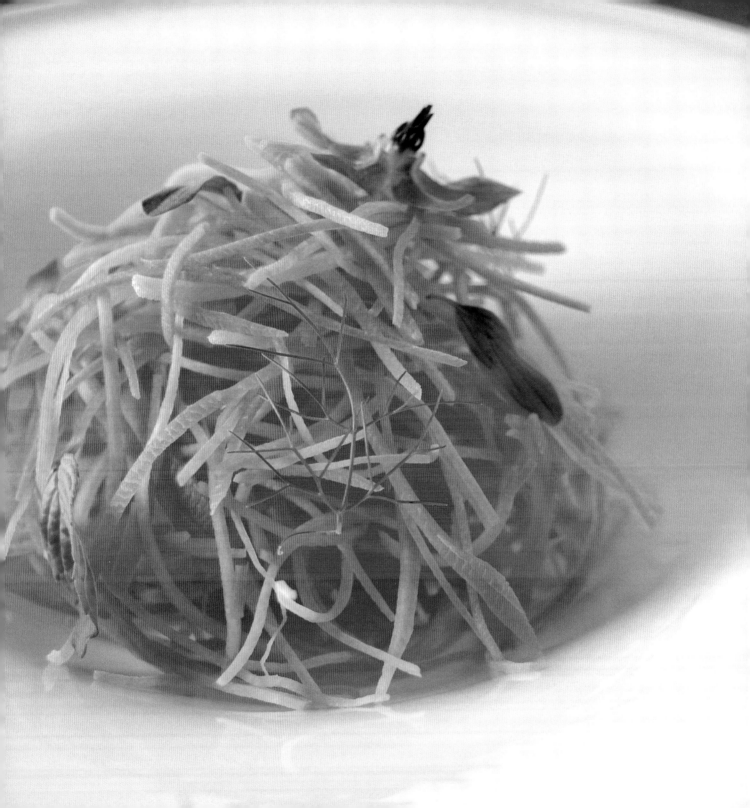

Julienne di carote

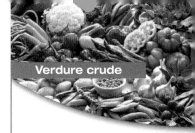

Ingredienti e dosi per 4 persone

✓ 300 g di carote

✓ 1 limone: il succo

✓ 3 cucchiai di olio extravergine di oliva

✓ sale q.b.

Preparazione

Lavare accuratamente le carote, eliminare i due estremi, sbucciarle, tagliarle a strisce di 3-4 cm di lunghezza e di 2-3 mm di spessore, lasciarle in acqua fredda per qualche minuto per farle diventare croccanti. Condire con sale, limone, olio e servire decorando con erbe e fiori.

Valutazione bromatologica a porzione

Kcal	102
Proteine (%)	3,7
Lipidi (%)	71,7
Glucidi (%)	24,6
Fibra (g)	3,6
Colesterolo (mg)	0

Contenuti di valore per l'occhio: ★ ★ ★

La **carota** è un'ottima fonte di β-carotene; inoltre stimola la diuresi e la motilità intestinale.

Il **limone** contiene dosi elevate di vitamina C e β-carotene, ma anche flavonoidi (soprattutto nell'albedo, sotto la buccia).

L'**olio di oliva** è un'ottima fonte di acidi grassi insaturi.

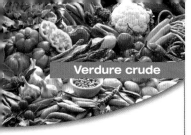

Valutazione bromatologica a porzione

Kcal	189
Proteine (%)	7,1
Lipidi (%)	74
Glucidi (%)	18,9
Fibra (g)	6,4
Colesterolo (mg)	0

Contenuti di valore per l'occhio: ★ ★

Un modo saporito di gustare le verdure e di introdurre tutte le loro vitamine.
La **carota** è un'ottima fonte di β-carotene, inoltre stimola la diuresi e la motilità intestinale.
Il **finocchio** contiene flavonoidi, ma soprattutto anetolo, che ha effetto antispastico.
Il **carciofo** oltre ad essere ricco di fibre e sali minerali è ricco di acido folico.
Tutte le **insalate** in genere (lattuga, scarola ecc.) contengono carotenoidi e flavonoidi, il colore verde è dato dalla clorofilla e copre il giallo dei caroteni.
La **cipolla** contiene vitamina C e una buona quantità di flavonoidi (quercetina).
Il **ravanello** è saporito, contiene Sali minerali, vitamine B e C e flavonoidi.

Pinzimonio

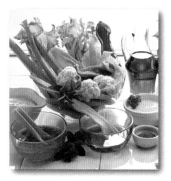

Ingredienti e dosi per 4 persone

✓ Verdure varie di stagione: carote, cuori di sedano, finocchi, carciofi, ravanelli, indivia belga, radicchio rosso, insalata romana, cipollotti freschi

✓ 2 limoni: il succo

✓ 16 cucchiai di olio extravergine di oliva

✓ sale e pepe nero q.b.

Preparazione

Lavare accuratamente ogni vegetale e tagliarlo a fette o listarelle o spicchi eliminando le parti dure o di aspetto legnoso (i carciofi dopo averli preparati metterli a bagno in acqua e limone fino al momento di servirli; stessa cosa per le carote, ma in acqua e limone diversa).
Disporre con grazia tutte le verdure in un'ampia insalatiera che verrà messa al centro della tavola in modo che ogni commensale si possa servire agevolmente.

Salsina

In una ciotola mettere 1 cucchiaino di sale, ¼ di cucchiaio di pepe e sciogliere con il succo di un limone; mescolare bene e poi aggiungere l'olio ed emulsionare bene.
Distribuire la salsina in quattro ciotole abbastanza profonde per consentire di intingere i vegetali.

Tzazichi

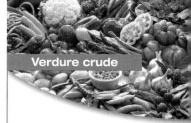
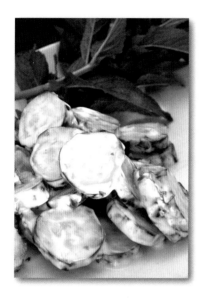

Ingredienti e dosi per 4 persone

✓ 700 g di yogurt bianco naturale

✓ 1 cetriolo

✓ ½ cipolla

✓ 1 spicchio di aglio

✓ 1 ciuffetto di prezzemolo

✓ 4 foglie di basilico

✓ 4 foglie di menta

Preparazione

Tritare finemente aglio, cipolla, prezzemolo, menta e basilico (ma non mettere al frullatore).
Sbucciare il cetriolo e tagliarlo a fettine sottili, quindi salare e, dopo 15 minuti, sgocciolare.
Mescolare bene il trito con il cetriolo nello yogurt e mettere in frigo.
Servire freddo.

Valutazione bromatologica a porzione

Kcal	117
Proteine (%)	23,7
Lipidi (%)	47
Glucidi (%)	29,3
Fibra (g)	0,8
Colesterolo (mg)	17,6

Contenuti di valore per l'occhio: ★ ★

Lo **yogurt** possiede un alto indice di sazietà e oltre ai fermenti lattici vivi contiene vitamine del gruppo B e acido folico.

Il **cetriolo** contiene poche calorie e molta acqua, contiene anche vitamina C e potassio, ma soprattutto carotenoidi.

La **cipolla** contiene vitamina C e una buona quantità di flavonoidi (quercetina).

L'**aglio** contiene selenio, zinco e aliina, responsabile del sapore e dell'odore penetrante e persistente; quest'ultima si trasforma in allicina che ha azione antibatterica, ipocolesterolemizzante e antipertensiva.

Il **prezzemolo** contiene flavonoidi e anche apiolo, un antispastico, antipiretico e stimolante la contrattilità uterina.

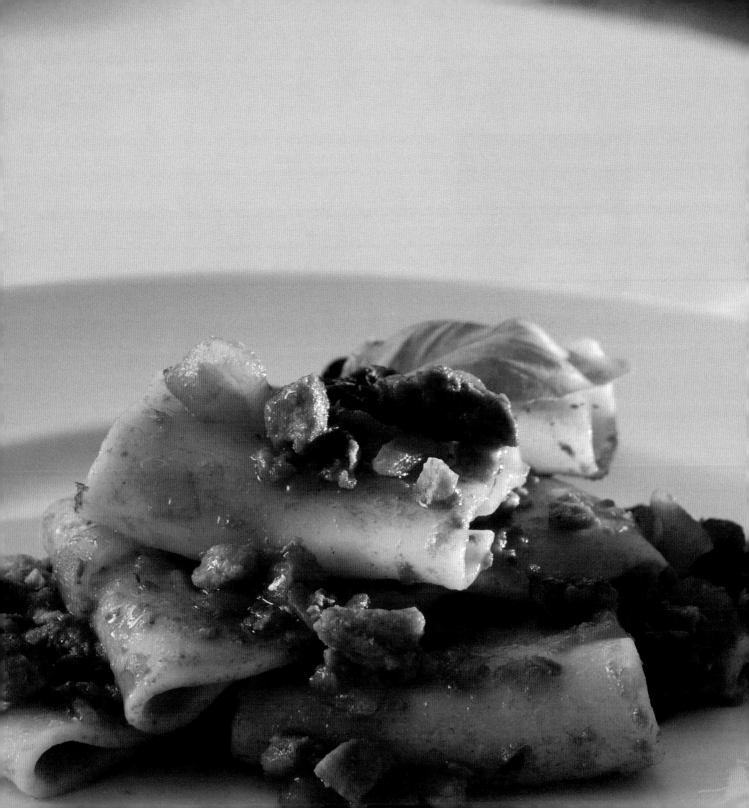

Ragù di manzo per la pasta

Ingredienti e dosi per 4 persone

✓ 300 g di carne tritata di manzo magro

✓ 50 g di pancia di maiale tritata

✓ 400 g di polpa di pomodoro

✓ 1 cipolla

✓ 1 carota

✓ 1 gambo di sedano

✓ 1 bicchiere di vino bianco

✓ 30 g di burro

✓ 6 cucchiai di olio extravergine di oliva

✓ 1 mazzetto di erbe aromatiche

✓ sale e pepe q.b.

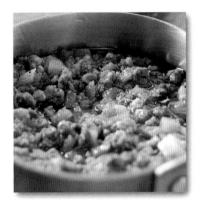

Preparazione

Far scaldare burro, olio e pancetta in un tegame e aggiungere il necessario per il soffritto (cipolla, sedano e carota tritati finemente) e far cuocere per 15 minuti.

Aggiungere poi la carne e far cuocere per 2-3 minuti ancora a fuoco vivo, girandola.

Aggiungere il vino e farlo evaporare.

Poi la polpa di pomodoro, il mazzetto di erbe aromatiche, sale e pepe e far cuocere per 40 minuti molto lentamente e far addensare il sugo.

Servire la pasta con parmigiano fresco grattugiato.

Valutazione bromatologica a porzione

Kcal	348
Proteine (%)	23,9
Lipidi (%)	68,2
Glucidi (%)	7,9
Fibra (g)	2,4
Colesterolo (mg)	73

Contenuti di valore per l'occhio: ★

La **carne di manzo** è ricca di ferro e discretamente grassa.

Il **maiale** magro è un'ottima fonte di proteine ed è ricco di vitamine del gruppo B.

Il **pomodoro** è ricco di vitamine e oligoelementi, ma soprattutto contiene carotenoidi ed è la più importante fonte di licopene.

La **cipolla** contiene vitamina C e una buona quantità di flavonoidi (quercetina).

La **carota** è un'ottima fonte di β-carotene, inoltre stimola la diuresi e la motilità intestinale.

L'**olio di oliva** è un'ottima fonte di acidi grassi insaturi.

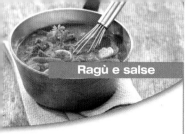

Ragù e salse

Valutazione bromatologica a porzione

Kcal	306
Proteine (%)	9,5
Lipidi (%)	87,9
Glucidi (%)	2,6
Fibra (g)	0,4
Colesterolo (mg)	10,4

Contenuti di valore per l'occhio: ★

Il **basilico** deve il suo profumo ai molti oli essenziali che contiene, i quali sono in grado di stimolare la secrezione salivare e gastrica.

L'**olio di oliva** è un'ottima fonte di acidi grassi insaturi.

I **pinoli** sono piccoli, ma ricchi di flavonoidi e ω-6.

Il **pecorino** è un formaggio saporito e ricco di calcio.

Il **parmigiano**, ricco di proteine facilmente digeribili, è poco grasso e contiene vitamina A e vitamine del gruppo B.

L'**aglio** contiene selenio, zinco e aliina, responsabile del sapore e dell'odore penetrante e persistente; quest'ultima si trasforma in allicina che ha azione antibatterica, ipocolesterolemizzante e antipertensiva.

Pesto alla genovese per la pasta

Ingredienti e dosi per 4 persone

- ✓ 80 g di foglie di basilico
- ✓ 80 g di olio extravergine di oliva
- ✓ 30 g di pinoli
- ✓ 30 g di pecorino sardo stagionato grattugiato
- ✓ 40 g di parmigiano grattugiato
- ✓ 2 spicchi di aglio fresco
- ✓ ½ cucchiaino di sale grosso

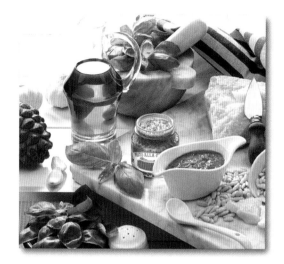

Preparazione

Mettere il bicchiere del frullatore in congelatore con all'interno l'olio affinché questo diventi molto freddo e viscoso.

Togliere le foglie di basilico dalle piantine, lavarle e farle asciugare su una salvietta o carta assorbente per alimenti, facendo attenzione a non schiacciarle o stropicciarle (è molto importante).

Porre le foglie asciutte nel frullatore con l'olio, aggiungere i pinoli, l'aglio mondato e intero, il sale e frullare a bassa velocità, sino ad ottenere un composto omogeneo. La preparazione deve avvenire abbastanza velocemente per evitare che il basilico si ossidi; la frullatura deve durare per breve tempo (circa 10 secondi) onde evitare che il composto si riscaldi e si ossidi e deve essere ripetuta varie volte.

Unire i formaggi e frullare ancora, sempre a bassa velocità e sempre per breve tempo.

Prima di condire la pasta aggiungere un cucchiaio di acqua calda della cottura della pasta.

Ragù di coniglio per la pasta

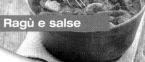

Ingredienti e dosi per 4 persone

✓ 400 g di carne di coniglio

✓ 100 g di salsiccia di maiale

✓ 1 bicchiere di vino bianco secco

✓ 1 mazzetto di prezzemolo

✓ 1 rametto di salvia

✓ 3 spicchi di aglio

✓ 1 scalogno

✓ 3 cucchiai di olio extravergine di oliva

✓ sale e pepe q.b.

Preparazione

Tagliare la polpa di coniglio a pezzetti privandola di ossa e parti non commestibili; metterla in una casseruola con 3 cucchiai di olio, uno scalogno tritato, la salsiccia, 3 spicchi di aglio con la buccia, il vino, sale, pepe ed erbe (salvia e prezzemolo).

Coprire e far cuocere a fuoco molto lento fino a quando la carne sarà cotta (35-40 minuti).

Se il sugo si asciuga troppo, allungarlo con un mestolo di acqua calda.

Valutazione bromatologica a porzione

Kcal	353
Proteine (%)	37,6
Lipidi (%)	61
Glucidi (%)	1,4
Fibra (g)	0
Colesterolo (mg)	73,8

Contenuti di valore per l'occhio: ★

Il **coniglio** è carne bianca poco grassa.

Il **maiale** magro è un'ottima fonte di proteine ed è ricco di vitamine del gruppo B.

L'**olio di oliva** è un'ottima fonte di acidi grassi insaturi.

Come la cipolla anche lo **scalogno** contiene flavonoidi.

L'**aglio** contiene selenio, zinco e aliina, responsabile del sapore e dell'odore penetrante e persistente; quest'ultima si trasforma in allicina che ha azione antibatterica, ipocolesterolemizzante e antipertensiva.

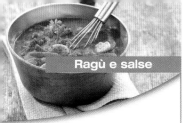

Valutazione bromatologica a porzione

Kcal	264
Proteine (%)	17,4
Lipidi (%)	76,8
Glucidi (%)	5,8
Fibra (g)	2,7
Colesterolo (mg)	0

Contenuti di valore per l'occhio: ★ ★ ★

Il **tonno** è ricco di proteine e contiene buone quantità di ω-3.

Il **pomodoro** è ricco di vitamine e oligoelementi, ma soprattutto contiene carotenoidi ed è la più importante fonte di licopene.

L'**olio di oliva** è un'ottima fonte di acidi grassi insaturi. Le **olive** sono ricche di grassi monoinsaturi, vitamina E e potassio.

I **capperi** contengono vitamine A, C ed E, ma anche molto sodio.

L'**aglio** contiene selenio, zinco e alliina, responsabile del sapore e dell'odore penetrante e persistente; quest'ultima si trasforma in allicina che ha azione antibatterica, ipocolesterolemizzante e antipertensiva.

Ragù di **tonno** per la **pasta**

Ingredienti e dosi per 4 persone

✓ 200 g di tonno fresco

✓ 6 pomodori maturi

✓ 8 cucchiai di olio extravergine di oliva

✓ 16 olive snocciolate

✓ 2 cucchiai di capperi sotto sale desalati

✓ 2 spicchi di aglio

✓ 1 ciuffo di prezzemolo

✓ sale q.b.

Preparazione

Scaldare l'olio e aggiungere l'aglio, i pomodori, il prezzemolo e far cuocere per 4-5 minuti.

Aggiungere il tonno tagliato a cubetti e le olive tagliate a rondelle; lasciar cuocere per 5-6 minuti.

Nel frattempo cuocere la pasta e, a cottura avvenuta, metterla in una zuppiera e versarvi sopra il ragù.

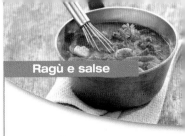

Ragù di pesce
per la pasta di Cinzio

Ingredienti e dosi per 4 persone

✓ 1 scorfano da 300-400 g

✓ 2-3 pesci da 200-300 g cad. scegliendo tra cernia, scorfano, pescatrice, pesce San Pietro

✓ 1 spicchio di aglio

✓ 100 g di salsa di pomodoro

✓ 4 cucchiai di olio extravergine di oliva

✓ sale e pepe q.b.

Preparazione

Pulire con molta cura il pesce, eliminando squame, pelle, interiora, spine e ricavarne dei filetti o dei pezzotti.

In olio di oliva far rosolare uno spicchio di aglio, poi toglierlo.

Rosolare poi il pesce nell'olio.

Aggiungere quindi la salsa di pomodoro o 4-5 pomodorini Pachino piccoli, tagliati in 4 parti.

Mettere un po' d'acqua, sufficiente a far cuocere il pesce; salare e pepare.

Lasciar cuocere per 15-20 minuti e poi far asciugare; quindi condire gli spaghetti o le linguine.

La bontà del sugo dipende molto dalla freschezza e dal tipo di pesce e dalla dolcezza dei pomodori.

Valutazione bromatologica a porzione

Kcal	202
Proteine (%)	48,5
Lipidi (%)	48
Glucidi (%)	3,5
Fibra (g)	0
Colesterolo (mg)	0

Contenuti di valore per l'occhio: ★ ★

Il **pesce** è in genere ricco di ω-3.

Il **pomodoro** è ricco di vitamine e oligoelementi, ma soprattutto contiene carotenoidi ed è la più importante fonte di licopene.

L'**olio di oliva** è un'ottima fonte di acidi grassi insaturi.

L'**aglio** contiene selenio, zinco e aliina, responsabile del sapore e dell'odore penetrante e persistente; quest'ultima si trasforma in allicina che ha azione antibatterica, ipocolesterolemizzante e antipertensiva.

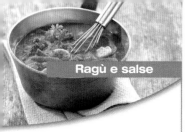

Valutazione bromatologica a porzione

Kcal	210
Proteine (%)	6,3
Lipidi (%)	83,9
Glucidi (%)	9,8
Fibra (g)	0,7
Colesterolo (mg)	8

Contenuti di valore per l'occhio: ★ ★

L'**arancia** è ricca di saccarosio, vitamina C e β-carotene, contiene anche flavonoidi (soprattutto nell'albedo, sotto la buccia).

I **capperi** contengono vitamine A, C ed E, ma anche molto sodio.

Le **olive** sono ricche di grassi monoinsaturi, vitamina E e potassio.

L'**olio di oliva** è un'ottima fonte di acidi grassi insaturi.

Il **porro** contiene flavonoidi.

Salsa all'arancia per pesce ai ferri

Ingredienti e dosi per 4 persone

✓ 1 arancia: il succo

✓ 1 porro tagliato sottile

✓ 40 g di pancetta tagliata sottile

✓ 2 cucchiai di capperi lavati e desalati bene

✓ 20 olive nere snocciolate

✓ 4 cucchiai di olio extravergine di oliva

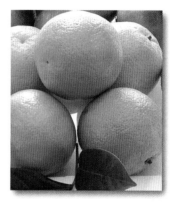

Preparazione

Far soffriggere il porro e la pancetta in pochissimo olio; aggiungere i capperi e le olive; far cuocere per 2 minuti, poi levare dal fuoco, aggiungere il succo dell'arancia e versare sul pesce.

Salsa ai capperi e acciughe per pesce ai ferri

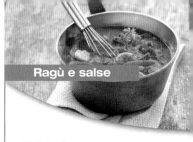

Ingredienti e dosi per 4 persone

✓ 4 cucchiai di capperi sottaceto ben sgocciolati

✓ 4 filetti di acciughe

✓ 1 spicchio di aglio

✓ 8 cucchiai di olio extravergine di oliva

✓ 1 limone: la scorza

Preparazione

Mettere scorza di limone, capperi, acciughe, aglio e olio nel minipimer e frullare a piacere.

Versare sul pesce cotto alla piastra.

Valutazione bromatologica a porzione

Kcal	117
Proteine (%)	10
Lipidi (%)	85,7
Glucidi (%)	4,3
Fibra (g)	0,5
Colesterolo (mg)	0

Contenuti di valore per l'occhio: ★ ★

I **capperi** contengono vitamine A, C ed E, ma anche molto sodio.

L'**acciuga** è un pesce magro e contiene acidi grassi ω-3.

L'**aglio** contiene selenio, zinco e aliina, responsabile del sapore e dell'odore penetrante e persistente; quest'ultima si trasforma in allicina che ha azione antibatterica, ipocolesterolemizzante e antipertensiva.

L'**olio di oliva** è un'ottima fonte di acidi grassi insaturi.

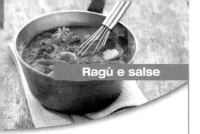

Valutazione bromatologica a porzione

Kcal	198
Proteine (%)	3,9
Lipidi (%)	94,6
Glucidi (%)	1,5
Fibra (g)	0,7
Colesterolo (mg)	66,8

Contenuti di valore per l'occhio: ★ ★ ★

Le **olive** sono ricche di grassi monoinsaturi, vitamina E e potassio.
I **capperi** contengono vitamine A, C ed E, ma anche molto sodio.
Le **uova** forniscono acidi grassi saturi, ma anche una buona quantità di quelli mono- e polinsaturi, purtroppo colesterolo, ma soprattutto sono una fonte di luteina.
L'**olio di oliva** è un'ottima fonte di acidi grassi insaturi.
L'**aglio** contiene selenio, zinco e aliina, responsabile del sapore e dell'odore penetrante e persistente; quest'ultima si trasforma in allicina che ha azione antibatterica, ipocolesterolemizzante e antipertensiva.

Salsa alle olive per pesce ai ferri

Ingredienti e dosi per 4 persone

✓ 24 olive nere snocciolate

✓ 12 capperi desalati

✓ 1 ciuffo di prezzemolo

✓ 1 spicchio di aglio

✓ 1 rosso di uovo sodo

✓ 1 cucchiaino di aceto bianco o di aceto rosso leggero

✓ 4 cucchiai di olio extravergine di oliva

✓ sale e pepe q.b.

Preparazione

Mettere nel mixer le olive, i capperi, l'aglio, il prezzemolo, l'olio e frullare.
Passare il tutto in una ciotola e aggiungervi l'uovo, il sale, il pepe e mescolare fino ad ottenere una crema morbida.
Versare sul pesce cotto ai ferri.

Salsa al pomodoro per pesce ai ferri

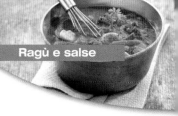

Ingredienti e dosi per 4 persone

✓ 4 pomodori ben maturi

✓ 2 spicchi di aglio

✓ 1 ciuffetto di prezzemolo

✓ 2 cucchiai di olio extravergine di oliva

✓ sale e pepe q.b.

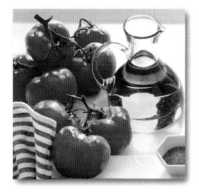

Preparazione

Sbucciare i pomodori e privarli dei semi; poi tagliarli a pezzetti e salarli.
Lasciare che scolino l'acqua.
Tagliare gli spicchi di aglio a metà e unirli ai pomodori.
Lasciare il tutto riposare per una mezz'ora.
Poi condire con olio, sale, pepe e prezzemolo tritato finemente; prima di servire rimuovere l'aglio.
Utilizzare tutti prodotti freschi.

Valutazione bromatologica a porzione

Kcal	67
Proteine (%)	7,9
Lipidi (%)	70,9
Glucidi (%)	21,2
Fibra (g)	2,5
Colesterolo (mg)	0

Contenuti di valore per l'occhio: ★

Il **pomodoro** è ricco di vitamine e oligoelementi, ma soprattutto contiene carotenoidi ed è la più importante fonte di licopene.

L'**aglio** contiene selenio, zinco e aliina, responsabile del sapore e dell'odore penetrante e persistente; quest'ultima si trasforma in allicina che ha azione antibatterica, ipocolesterolemizzante e antipertensiva.

Il **prezzemolo** contiene flavonoidi e anche apiolo, un antispastico, antipiretico e stimolante la contrattilità uterina.

L'**olio di oliva** è un'ottima fonte di acidi grassi insaturi.

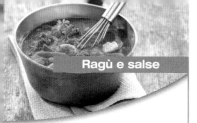

Valutazione bromatologica a porzione

Kcal	102
Proteine (%)	4,8
Lipidi (%)	88,9
Glucidi (%)	6,3
Fibra (g)	0,7
Colesterolo (mg)	0

Contenuti di valore per l'occhio: ★

L'**olio di oliva** è un'ottima fonte di acidi grassi insaturi.

Il **limone** contiene dosi elevate di vitamina C e β-carotene, contiene anche flavonoidi (soprattutto nell'albedo, sotto la buccia).

La **rucola**, dal sapore piccante, contiene carotenoidi e flavonoidi.

L'**aglio** contiene selenio, zinco e aliina, responsabile del sapore e dell'odore penetrante e persistente; quest'ultima si trasforma in allicina che ha azione antibatterica, ipocolesterolemizzante e antipertensiva.

Il **prezzemolo** contiene flavonoidi e anche apiolo, un antispastico, antipiretico e stimolante la contrattilità uterina.

Salsa alla rucola per pesce ai ferri

Ingredienti e dosi per 4 persone

✓ 4 cucchiai di olio extravergine di oliva

✓ 1 spicchio di aglio

✓ 12 foglie di basilico fresco

✓ 1 cucchiaio di prezzemolo

✓ 1 mazzetto di rucola

✓ 1 limone: il succo

✓ sale e pepe q.b.

Preparazione

Mettere il tutto nel vasetto di un minipimer e frullare, ma lasciando che si vedano i pezzi di rucola; poi versare sul pesce.

Salsa verde per pesce o patate bollite

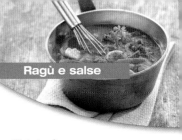

Ingredienti e dosi per 4 persone

✓ 100 g di mollica di pane

✓ 3 cucchiai di aceto

✓ 1 scalogno

✓ 2 filetti di acciuga

✓ 2 cucchiai di capperi lavati e dissalati

✓ 1 rosso di uovo sodo

✓ 6 foglie di basilico tritato

✓ 1 ciuffo di prezzemolo tritato

✓ 8 cucchiai di olio extravergine di oliva

✓ sale e pepe q.b.

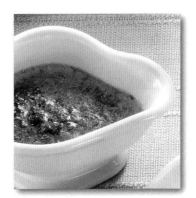

Preparazione

Mettere a bagno la mollica di pane con l'aceto.
Versare nel frullatore lo scalogno tritato, le acciughe, i capperi, il basilico e il prezzemolo e frullare.
Al trito unire la mollica di pane ben spremuta dell'aceto e il tuorlo d'uovo.
Unire sale, pepe e olio e frullare di nuovo.
Tenere al fresco fino al momento di servire.

Valutazione bromatologica a porzione

Kcal	318
Proteine (%)	4,6
Lipidi (%)	88,9
Glucidi (%)	6,5
Fibra (g)	1
Colesterolo (mg)	38,7

Contenuti di valore per l'occhio: ★ ★

Più è integrale e più il **pane** è ricco di vitamine e fibre.
L'**acciuga** è un pesce magro e contiene acidi grassi ω-3.
I **capperi** contengono vitamine A, C ed E, ma anche molto sodio.
Il **basilico** deve il suo profumo ai molti oli essenziali che contiene, i quali sono in grado di stimolare la secrezione salivare e gastrica.
Il **prezzemolo** contiene flavonoidi e anche apiolo, un antispastico, antipiretico e stimolante la contrattilità uterina.
Come la cipolla anche lo **scalogno** contiene flavonoidi.

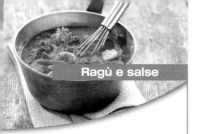

Valutazione bromatologica a porzione

Kcal	246
Proteine (%)	6,5
Lipidi (%)	89,3
Glucidi (%)	4,2
Fibra (g)	0
Colesterolo (mg)	0

Contenuti di valore per l'occhio: ★

Un modo saporito di gustare le verdure che apportano molte vitamine, micronutrienti e fibre.

Salsa all'aglio o aìoli per verdure fresche

Ingredienti e dosi per 4 persone

✓ 2 spicchi di aglio

✓ 1 bianco di 1 uovo sodo

✓ 10 cucchiai di olio extravergine di oliva

✓ 3 cucchiai di latte

✓ sale q.b.

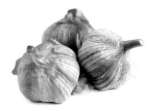

Preparazione

Mettere tutti gli ingredienti nel minipimer e frullare.
Utilizzare per intingere verdure o per condire insalate.

Maionese con minipimer di Veronica

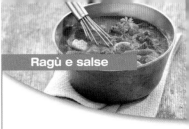
Ingredienti e dosi per 4 persone

✓ 1 uovo intero a temperatura ambiente

✓ 1 punta di senape

✓ ½ bicchiere di olio di semi di girasole (100 g circa)

✓ ½ limone

✓ 1 pizzico di sale

Preparazione

E' importante che l'uovo non sia freddo di frigorifero.

Mettere tutto insieme nel minipimer e frullare piano (a velocità 1-2) per 1-2 minuti.

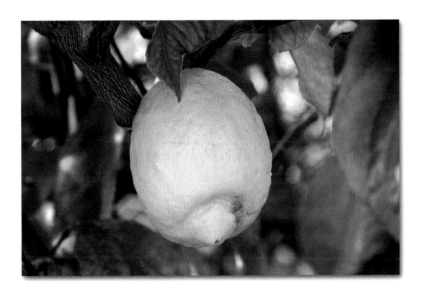

Valutazione bromatologica a porzione

Kcal	164
Proteine (%)	2,6
Lipidi (%)	96,2
Glucidi (%)	1,2
Fibra (g)	0
Colesterolo (mg)	17,5

Contenuti di valore per l'occhio: ★

Le **uova** forniscono acidi grassi saturi, ma anche una buona quantità di quelli mono- e polinsaturi, purtroppo colesterolo, ma soprattutto sono una fonte di luteina.

L'olio di semi di girasole contiene ω-6 e vitamina E, anche se questa viene in parte persa durante il processo di raffinazione.

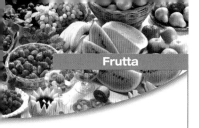

Fragole, lamponi e mandorle

Kcal	89
Proteine (%)	7,2
Lipidi (%)	13,6
Glucidi (%)	79,2
Fibra (g)	5,4
Colesterolo (mg)	0

Contenuti di valore per l'occhio: ★ ★ ★

Le **fragole** sono una buona fonte di vitamina C e di antocianosidi.

I **lamponi** sono ricchi di vitamina C e flavonoidi.

La **mandorla** è un'ottima fonte di vitamina E, contiene anche molto magnesio, ma anche zinco, calcio e ferro.

Lo **zucchero** è energia pura rapidamente disponibile.

Ingredienti e dosi per 4 persone

✓ 400 g di fragoloni maturi

✓ 200 g di lamponi

✓ 20 g di mandorle

✓ 40 g di zucchero

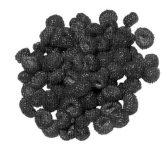

Preparazione

Tritare finemente le mandorle.

Lavare le fragole, asciugarle, eliminare il picciòlo, tagliarle a pezzi e disporle in una ciotola.

Lavare i lamponi delicatamente e, ancor più delicatamente, asciugarli con carta assorbente da cucina; poi metterli in una ciotolina, aggiungere lo zucchero e schiacciarli, mescolandoli con lo zucchero.

Versare la crema di lamponi sulle fragole e poi aggiungere le mandorle.

Mettere in frigo per 30-40 minuti e poi servire.

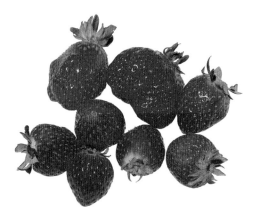

Frutti di bosco allo yogurt

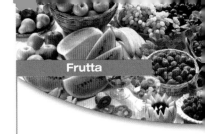
Ingredienti e dosi per 4 persone

✓ 300 g di frutti di bosco (mirtilli, lamponi, fragole, more)

✓ 150 g di yogurt bianco

✓ 1 cucchiaio di miele millefiori

✓ 4 cucchiai di succo di arancia

Preparazione

Lavare e asciugare la frutta e dividerla in 4 coppette in eguale quantità
e proporzione.
Unire il miele allo yogurt e girare bene e poi aggiungere il succo di
arancia e mescolare bene.
Versare la salsa sulla frutta e mettere in frigo per un'oretta.

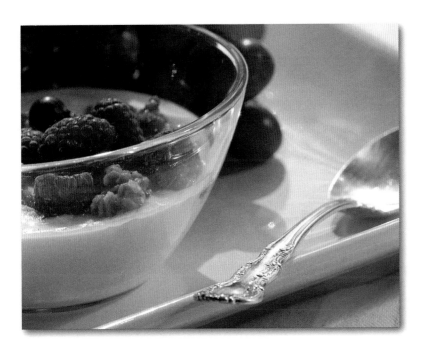

Valutazione bromatologica a porzione

Kcal	62
Proteine (%)	16,7
Lipidi (%)	3
Glucidi (%)	80,3
Fibra (g)	5,4
Colesterolo (mg)	2,4

Contenuti di valore per l'occhio: ★ ★ ★

I **mirtilli** sono ricchi di vitamina C e antocianosidi.
I **lamponi** sono ricchi di vitamina C e flavonoidi.
Le **fragole** sono una buona fonte di vitamina C e di antocianosidi.
L'**arancia** è ricca di saccarosio, vitamina C e β-carotene, contiene anche flavonoidi.
Lo **yogurt** possiede un alto indice di sazietà e, oltre ai fermenti lattici vivi, contiene vitamine del gruppo B e acido folico.
Il **miele** è ricco di zuccheri (glucosio e fruttosio).

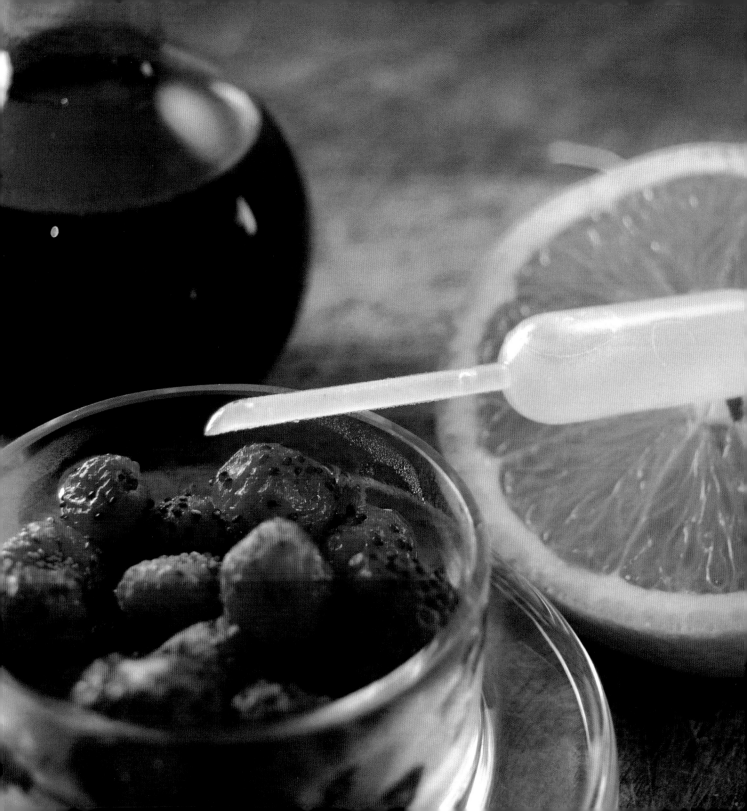

Fragoline di **bosco** con **salsa** di **aceto balsamico**

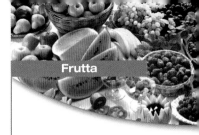

Ingredienti e dosi per 4 persone

✓ 200 g di fragole

✓ 4 cucchiaini di zucchero

✓ 1 cucchiaio di salsa di aceto balsamico

✓ 1 arancia: il succo

Preparazione

Lavare bene le fragoline, unire il succo di arancia, lo zucchero e la salsa di aceto balsamico.
Mischiare bene.
Servire in ciotoline aggiungendo un cucchiaio di succo d'arancia.

Valutazione bromatologica a porzione

Kcal	59
Proteine (%)	3,7
Lipidi (%)	0
Glucidi (%)	96,3
Fibra (g)	0,7
Colesterolo (mg)	0

Contenuti di valore per l'occhio: ★ ★

Le **fragole** sono una buona fonte di vitamina C e di antocianosidi.
L'**arancia** è ricca di saccarosio, vitamina C e β-carotene, contiene anche flavonoidi (soprattutto nell'albedo, sotto la buccia).
L'**aceto balsamico** ha un contenuto calorico modesto, ma un sapore molto intenso.
Lo **zucchero** è energia pura rapidamente disponibile.

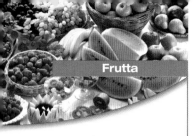

**Contenuti di valore
per l'occhio: ★ ★ ★**

Il **melone** è ricco di vitamina C e carotenoidi.
L'**arancia** è ricca di saccarosio, vitamina C e β-carotene, contiene anche flavonoidi.
La **banana** è ricca di potassio e zuccheri, contiene vitamina C, ma anche vitamina A e vitamine del gruppo B.
Le **fragole** sono una buona fonte di vitamina C e di antocianosidi.
L'**uva** contiene zuccheri e flavonoidi e nella buccia anche melatonina.
Lo **yogurt** possiede un alto indice di sazietà e, oltre ai fermenti lattici vivi, contiene vitamine del gruppo B e acidi folico.
Il **miele** è ricco di zuccheri (glucosio e fruttosio).

Frutta mista alla salsa di yogurt

Ingredienti e dosi per 4 persone

✓ ½ melone

✓ 2 arance

✓ 1 banana

✓ 100 g di fragole

✓ 100 g di acini di uva senza semi

Per la salsa

✓ 100 g di yogurt magro

✓ 50 cc di succo di arancia

✓ 1 cucchiaio di miele di acacia o millefiori

✓ 1 cucchiaino di buccia di arancia grattugiata

✓ 1 cucchiaino di menta fresca tritata

Preparazione

Mondare e tagliare la frutta a fette e disporla su un ampio piatto da portata.
A parte preparare la salsina mescolando lo yogurt con il succo di arancia, il miele di acacia, la buccia di arancia grattugiata e la menta e condire la frutta.

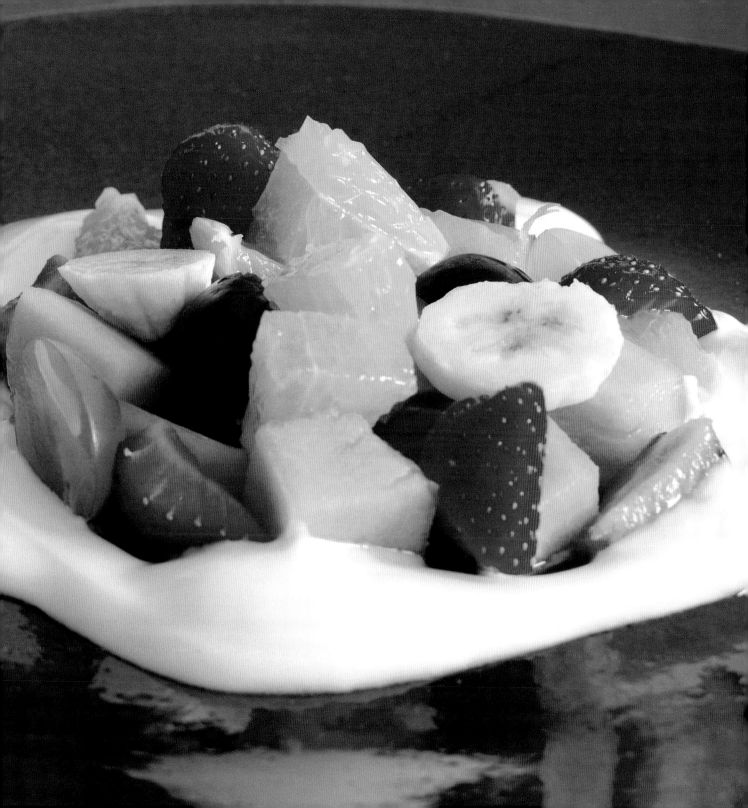

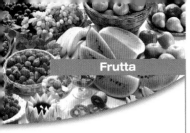

Valutazione bromatologica a porzione

Kcal	98
Proteine (%)	3,6
Lipidi (%)	2,9
Glucidi (%)	93,5
Fibra (g)	1,8
Colesterolo (mg)	0

Contenuti di valore per l'occhio: ★ ★

L'**albicocca**, dolce e ipocalorica, contiene vitamina C e β-carotene.

Il **kiwi** ha un elevatissimo contenuto di vitamina C.

La **banana** è ricca di potassio e zuccheri, contiene vitamina C, ma anche vitamina A e vitamine del gruppo B.

Il **limone** contiene dosi elevate di vitamina C e β-carotene, contiene anche flavonoidi.

Macedonia con albicocche, kiwi e banana

Ingredienti e dosi per 4 persone

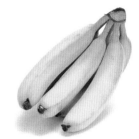

✓ 4 albicocche

✓ 2 kiwi

✓ 1 banana

✓ 1 limone: il succo

✓ 4 cucchiai di zucchero

✓ 2 cucchiai di rum scuro

Preparazione

Tagliare le albicocche a spicchi; spellare e tagliare i kiwi a dadini; tagliare la banana a rondelle, condire il tutto con lo zucchero.

Lasciar macerare per 20-30 minuti e poi servire; si può aggiungere sopra una pallina di gelato.

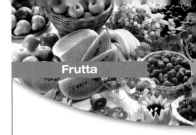

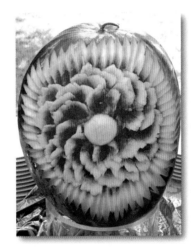

Macedonia all'anguria, melone e pompelmo

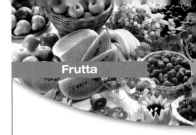

Ingredienti e dosi per 4 persone

✓ 1 anguria

✓ 1 melone

✓ 1 pompelmo

✓ 1 bicchiere di maraschino

✓ 2 limoni

✓ 5-6 cucchiai di zucchero

Preparazione

Sbucciare il melone, eliminare i semi e i filamenti e tagliare la polpa a dadini.

Dividere l'anguria in due parti e tagliare la polpa a dadini, eliminando il più possibile i semi.

Togliere la scorza al pompelmo, tagliarlo a fette, eliminare le bucce, i filamenti e i semi e tagliare la polpa a dadi.

Versare in una ciotola i dadini di anguria, melone e pompelmo, aggiungere il maraschino, il succo dei limoni e lo zucchero e lasciare macerare qualche minuto in frigo.

Invece di una ciotola, si può usare come contenitore la scorza di mezza anguria svuotata.

Valutazione bromatologica a porzione

Kcal	182
Proteine (%)	3,3
Lipidi (%)	0
Glucidi (%)	96,7
Fibra (g)	1,8
Colesterolo (mg)	0

Contenuti di valore per l'occhio: ★ ★

L'**anguria** è ricca di acqua e fruttosio, contiene vitamina A, vitamina C e potassio, ma soprattutto carotenoidi, tra cui il licopene.

Il **melone** è ricco di vitamina C e carotenoidi.

Il **pompelmo** contiene vitamina C e flavonoidi.

Il **limone** contiene dosi elevate di vitamina C e β-carotene, contiene anche flavonoidi (soprattutto nell'albedo, sotto la buccia).

Lo **zucchero** è energia pura rapidamente disponibile.

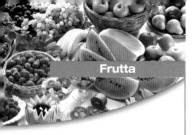

Valutazione bromatologica a porzione

Kcal	180
Proteine (%)	3,8
Lipidi (%)	1,8
Glucidi (%)	94,4
Fibra (g)	4,5
Colesterolo (mg)	0

Contenuti di valore per l'occhio: ★ ★

Il **pompelmo** contiene vitamina C e flavonoidi.
Le **fragole** sono una buona fonte di vitamina C e di antocianosidi.
L'**uva** contiene zuccheri e flavonoidi e, nella buccia, anche melatonina.
Il **limone** contiene dosi elevate di vitamina C e β-carotene, contiene anche flavonoidi (soprattutto nell'albedo, sotto la buccia).
Lo **zucchero** è energia pura rapidamente disponibile.

Macedonia di pompelmo, fragole e uva

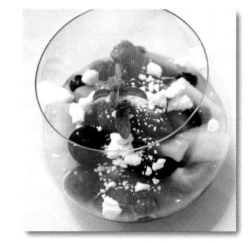

Ingredienti e dosi per 4 persone

✓ 1 pompelmo

✓ 12 fragole

✓ 16 acini di uva bianca

✓ 16 acini di uva nera

✓ 1 limone

✓ 2 cucchiai di zucchero

Preparazione

Lavare e mondare l'uva e tagliare gli acini a metà, privandoli dei semi.
Lavare e asciugare bene le fragole; poi togliere il picciòlo, tagliarle in quarti.
Spellare e tagliare a fette il pompelmo, eliminare la buccia, i filamenti e i semi e tagliare la polpa a cubetti.
Unire la frutta in una ciotola, versare lo zucchero e il succo di limone.
Girare e lasciar macerare per 20-30 minuti.
Si può mangiare unendovi uno yogurt magro.

Macedonia di mele, arance e noci

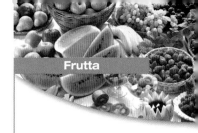

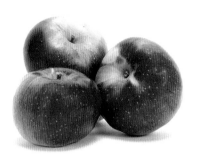

Ingredienti e dosi per 4 persone

- ✓ 2 mele
- ✓ 2 arance
- ✓ 1 lime
- ✓ 2 cucchiai di miele di acacia o millefiori
- ✓ 6 gherigli di noci

Preparazione

Tagliare le arance a metà, dopo averle accuratamente lavate.
Fare la spremuta del lime.
Fare un'altra spremuta con mezza arancia.
Tagliare le altre arance a fette sottili mantenendo la buccia, ma eliminando i semi.
Sbucciare le mele ed eliminare il torsolo con l'apposito strumento; tagliare le mele a fette.
Disporre le fette di mele e arance su un piatto da portata alternandole, ma anche sovrapponendole.
Unirvi la spremuta di arancia e di lime, il miele e i gherigli di noci.

Valutazione bromatologica a porzione

Kcal	171
Proteine (%)	6,4
Lipidi (%)	45,5
Glucidi (%)	48,1
Fibra (g)	3,8
Colesterolo (mg)	0

Contenuti di valore per l'occhio: ★ ★ ★

La **mela**, ricca di fruttosio, contiene flavonoidi (quercetina), ma anche oligoelementi come zinco e selenio.
L'**arancia** è ricca di saccarosio, vitamina C e β-carotene, contiene anche flavonoidi.
Il **lime** contiene dosi elevate di vitamina C e β-carotene, contiene anche flavonoidi (soprattutto nell'albedo, sotto la buccia).
Il **miele** è ricco di zuccheri (glucosio e fruttosio).
Le **noci**, molto caloriche, contengono acidi grassi ω-3.

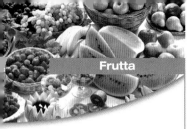

Mirtilli e pesche

Ingredienti e dosi per 4 persone

✓ 150 g di mirtilli

✓ 400 g di pesche gialle mature

✓ 1 cucchiaio di zucchero

✓ 1 limone: il succo

✓ 1 cucchiaio di acqua

✓ 1 cucchiaino di scorza gialla di limone grattugiata

Preparazione

Rendere lo zucchero liquido: in un pentolino far bollire per un minuto circa lo zucchero con l'acqua e poi lasciar raffreddare.
Lavare le pesche, sbucciarle, eliminare il nocciolo, tagliarle a pezzetti e frullarle.
Al frullato unire lo zucchero liquido e il succo di limone.
Aggiungere i mirtilli e una spruzzata di scorza di limone e frullare ancora; in alternativa i mirtilli e la scorza di limone si possono versare sopra il frullato dopo che questo è stato versato in apposite coppette.

Pere con salsa di mirtilli o lamponi

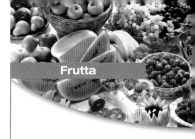
Ingredienti e dosi per 4 persone

✓ 4 pere

✓ 300 g di mirtilli o di lamponi

✓ 8 cucchiai di zucchero

✓ 8 cucchiai di vino dolce (Brachetto d'Aqui o Moscato d'Asti)

✓ 2 limoni: il succo

✓ 2 bicchieri di acqua

✓ 50 g di zucchero a velo

✓ 1 pezzetto di cannella

Preparazione

Sbucciare le pere, eliminare il torsolo, tagliarle a pezzi e metterle in una casseruola.
Aggiungere 2 bicchieri di acqua, il succo di 1 limone, la cannella e metà dello zucchero e far cuocere per 10 minuti circa; poi lasciar raffreddare.
Lavare i mirtilli e asciugarli; poi metterli in una piccola casseruola con l'altra metà dello zucchero, il succo dell'altro limone, il vino, mezzo bicchiere di acqua e cuocere per 10 minuti circa, facendo addensare.
Mettere i mirtilli in un frullatore e creare una crema abbastanza densa.
Estrarre le pere dallo sciroppo, metterle su un piatto da portata e versarvi sopra la salsa di mirtilli.

Valutazione bromatologica a porzione

Kcal	251
Proteine (%)	2
Lipidi (%)	1,4
Glucidi (%)	96,6
Fibra (g)	5,6
Colesterolo (mg)	0

Contenuti di valore per l'occhio: ★ ★

I **mirtilli** sono ricchi di vitamina C e antocianosidi.
I **lamponi** sono ricchi di vitamina C e flavonoidi.
Il **limone** contiene dosi elevate di vitamina C e β-carotene, contiene anche flavonoidi.
Il **vino** contiene piccole quantità di flavonoidi.
La **cannella** è profumata e afrodisiaca, stimola la digestione, riduce il livello ematico di colesterolo e trigliceridi e potenzia l'azione dell'insulina.
Lo **zucchero** è energia pura rapidamente disponibile.

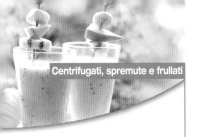

Albicocche, pesche, fragole e **kiwi**

Valutazione bromatologica a porzione

Kcal	159
Proteine (%)	11,6
Lipidi (%)	27,4
Glucidi (%)	61
Fibra (g)	3,1
Colesterolo (mg)	0

Contenuti di valore per l'occhio: ★ ★ ★

L'**albicocca**, dolce e ipocalorica, contiene vitamina C e β-carotene.

La **pesca** è ricca di fibre, con alto indice di sazietà, contiene vitamina C, carotenoidi e flavonoidi.

Le **fragole** sono una buona fonte di vitamina C e di antocianosidi.

Il **kiwi** ha un elevatissimo contenuto di vitamina C.

Il **latte** (soprattutto quello intero) ha un buon equilibrio tra zuccheri grassi e proteine, contiene calcio e fosforo in abbondanza, ma soprattutto vitamine antiossidanti liposolubili e vitamine idrosolubili.

Lo **zucchero** è energia pura rapidamente disponibile.

Ingredienti e dosi per 4 persone

✓ 4 albicocche mature

✓ 2 pesche o pesche noci

✓ 200 g di fragole mature

✓ 1 kiwi

✓ 2 bicchieri di latte

✓ 2 cucchiai di zucchero

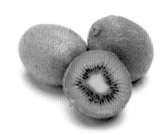

Preparazione per frullatura

Lavare e snocciolare le pesche e le albicocche.
Sbucciare il kiwi.
Lavare le fragole ed eliminare il picciòlo.
Tagliare la frutta a pezzi e frullarla con il latte e lo zucchero.

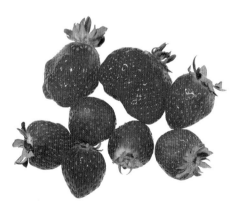

Arance, banane e fragole

Valutazione bromatologica a porzione

Kcal	117
Proteine (%)	8,9
Lipidi (%)	6,5
Glucidi (%)	84,6
Fibra (g)	4,8
Colesterolo (mg)	0

Ingredienti e dosi per 4 persone

✓ 2 arance

✓ 2 banane

✓ 300 g di fragole

Preparazione per spremitura e frullatura

Sbucciare le arance e dividerle a spicchi e spremerle con uno spremitore o semplicemente dividerle a metà e ricavare il succo con uno spremiagrumi.
Sbucciare le banane e tagliarle a pezzi.
Lavare le fragole ed eliminare le parti terminali con il picciòlo.
Mettere tutto nel frullatore e frullare fino ad ottenere una miscela cremosa.

Contenuti di valore per l'occhio: ★ ★ ★

L'**arancia** è ricca di saccarosio, vitamina C e β-carotene, contiene anche flavonoidi (soprattutto nell'albedo, sotto la buccia).
La **banana** è ricca di potassio e zuccheri, contiene vitamina C, ma anche vitamina A e vitamine del gruppo B.
Le **fragole** sono una buona fonte di vitamina C e di antocianosidi.

Arance, carote e kiwi

Valutazione bromatologica a porzione

Kcal	101
Proteine (%)	10,3
Lipidi (%)	7,4
Glucidi (%)	82,3
Fibra (g)	6,1
Colesterolo (mg)	0

Ingredienti e dosi per 4 persone

✓ 4 kiwi

✓ 4 carote

✓ 4 arance bionde

Preparazione per spremitura

Lavare molto bene le carote, eliminare i due estremi e tagliarle a pezzi.
Sbucciare i kiwi e le arance.
Spremere tutto assieme.

Contenuti di valore per l'occhio: ★ ★ ★

Il **kiwi** ha un elevatissimo contenuto di vitamina C.
La **carota** è un'ottima fonte di β-carotene, inoltre stimola la diuresi e la motilità intestinale.
L'**arancia** è ricca di saccarosio, vitamina C e β-carotene, contiene anche flavonoidi (soprattutto nell'albedo, sotto la buccia).

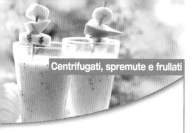

**Valutazione
bromatologica
a porzione**

Kcal	71
Proteine (%)	10
Lipidi (%)	5,2
Glucidi (%)	84,8
Fibra (g)	4,6
Colesterolo (mg)	0

**Contenuti di valore
per l'occhio:** ★ ★ ★

La **carota** è un'ottima fonte
di β-carotene, inoltre stimola la diuresi e la motilità
intestinale.
L'**arancia** è ricca di saccarosio, vitamina C e β-carotene, contiene anche flavonoidi (soprattutto nell'albedo, sotto la buccia).

Arance e carote

Ingredienti e dosi per 4 persone

✓ 6 carote

✓ 2 arance

Preparazione per spremitura

Lavare e sbucciare le carote e le arance. Spremerle.

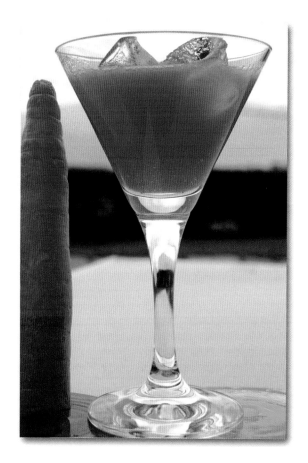

Banana, ananas, mela e pera

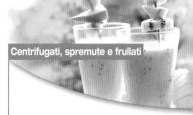

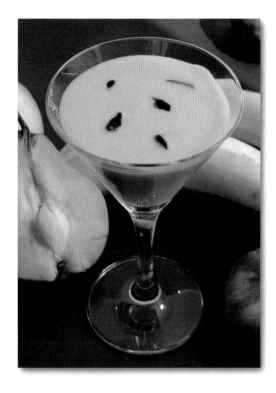

Ingredienti e dosi per 4 persone

- ✓ 1 banana
- ✓ ½ ananas
- ✓ 1 mela
- ✓ 1 pera
- ✓ 2 cucchiai di zucchero
- ✓ 2-3 foglie di menta oppure 1 cucchiaio di sciroppo di menta
- ✓ 2 bicchieri di latte

Valutazione bromatologica a porzione

Kcal	109
Proteine (%)	5
Lipidi (%)	2,8
Glucidi (%)	92,2
Fibra (g)	3,2
Colesterolo (mg)	0

Contenuti di valore per l'occhio: ★ ★ ★

La **banana** è ricca di potassio e zuccheri, contiene vitamina C, ma anche vitamina A e vitamine del gruppo B.

L'**ananas** è ricco di potassio e β-carotene. Contiene la bromelina, un antinfiammatorio.

La **mela**, ricca di fruttosio, contiene flavonoidi (quercetina), ma anche oligoelementi come zinco e selenio.

La **pera** è ricca di vitamina A, vitamina C e flavonoidi.

Lo **zucchero** è energia pura rapidamente disponibile.

Il **latte** (soprattutto quello intero) ha un buon equilibrio tra zuccheri grassi e proteine, contiene calcio e fosforo in abbondanza, ma soprattutto vitamine antiossidanti liposolubili e vitamine idrosolubili.

Preparazione per spremitura e frullatura

Sbucciare l'ananas ed eliminare le parti non commestibili e spremerlo.
Lavare bene ed asciugare la mela e la pera, eliminare i torsoli e spremerle.
Sbucciare la banana e tagliarla a pezzi.
Frullare la banana con il latte e lo zucchero ed aggiungere il succo di ananas, di mela e di pera. Mescolare.
Decorare con le foglie di menta.

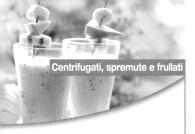

Valutazione bromatologica a porzione

Kcal	81
Proteine (%)	5,9
Lipidi (%)	3,2
Glucidi (%)	90,9
Fibra (g)	4,5
Colesterolo (mg)	0

Contenuti di valore per l'occhio: ★ ★ ★

La **mela**, ricca di fruttosio, contiene flavonoidi (quercetina), ma anche oligoelementi come zinco e selenio. La **carota** è un'ottima fonte di β-carotene, inoltre stimola la diuresi e la motilità intestinale.

Carote e mela

Ingredienti e dosi per 4 persone

✓ 4 mele

✓ 3 carote grandi

Preparazione per spremitura

Lavare e spazzolare le carote ed eliminare le estremità.
Tagliare le mele.
Spremere le carote, poi le mele e unire i succhi in un bicchiere.

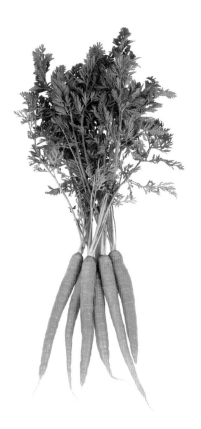

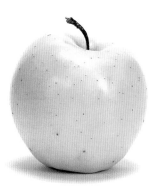

Fragole, lamponi e mirtilli

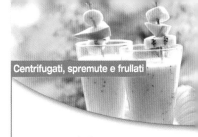

Valutazione bromatologica a porzione

Kcal	119
Proteine (%)	13,5
Lipidi (%)	14,8
Glucidi (%)	71,7
Fibra (g)	3,6
Colesterolo (mg)	0

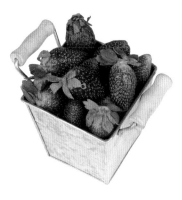

Ingredienti e dosi per 4 persone

- ✓ 100 g di lamponi
- ✓ 100 g di fragole
- ✓ 100 g di mirtilli
- ✓ 3 bicchieri di latte
- ✓ 3 cucchiai di zucchero

Preparazione per frullatura

Lavare delicatamente i frutti di bosco ed asciugarli con carta assorbente da cucina.
Eliminare la parte terminale delle fragole con i piccioli.
Frullare il tutto.

Contenuti di valore per l'occhio: ★ ★

Le **fragole** sono una buona fonte di vitamina C e di antocianosidi.
I **lamponi** sono ricchi di vitamina C e flavonoidi.
I **mirtilli** sono ricchi di vitamina C e antocianosidi.
Il **latte** (soprattutto quello intero) ha un buon equilibrio tra zuccheri grassi e proteine, contiene calcio e fosforo in abbondanza, ma soprattutto vitamine antiossidanti liposolubili e vitamine idrosolubili.
Lo **zucchero** è energia pura rapidamente disponibile.

Fragole e ribes nero

Valutazione bromatologica a porzione

Kcal	47
Proteine (%)	13,1
Lipidi (%)	0
Glucidi (%)	86,9
Fibra (g)	4,3
Colesterolo (mg)	0

Ingredienti e dosi per 4 persone

- ✓ 300 g di fragole
- ✓ 300 g di ribes nero

Preparazione per spremitura o frullatura

Lavare le fragole e staccare il picciòlo.
Lavare il ribes e staccare i frutti dal gambo.
Spremere ciascun ingrediente e unire i succhi in un bicchiere; in alternativa, frullare i frutti.

Contenuti di valore per l'occhio: ★ ★

Le **fragole** sono una buona fonte di vitamina C e di antocianosidi.
I **ribes** contengono ω-6 e flavonoidi.

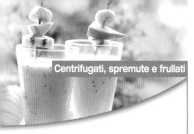

**Contenuti di valore
per l'occhio:** ★ ★ ★

I **lamponi** sono ricchi di vitamina C e flavonoidi.
La **pesca** è ricca di fibre, con alto indice di sazietà; contiene vitamina C, carotenoidi e flavonoidi.

Lamponi e pesche

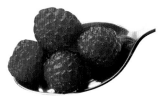

Ingredienti e dosi per 4 persone

✓ 300 g di lamponi

✓ 6 pesche

Preparazione per spremitura
Lavare i lamponi e spremerli.
Tagliare le pesche in quattro parti ed eliminare il nocciolo; poi spremerle.
Aggiungere il succo di pesca a quello dei lamponi in un bicchiere.

**Valutazione
bromatologica
a porzione**

Kcal	75
Proteine (%)	11,8
Lipidi (%)	7,6
Glucidi (%)	80,6
Fibra (g)	8,5
Colesterolo (mg)	0

**Contenuti di valore
per l'occhio:** ★ ★ ★

La **carota** è un'ottima fonte di β-carotene, inoltre stimola la diuresi e la motilità intestinale.
La **mela**, ricca di fruttosio, contiene flavonoidi (quercetina), ma anche oligoelementi come zinco e selenio.
La **menta** contiene flavonoidi e oli essenziali, tra cui il mentolo.

Mela e carota

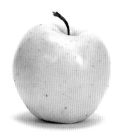

Ingredienti e dosi per 4 persone

✓ 8 rametti di menta

✓ 6 carote

✓ 3 mele

Preparazione per spremitura
Lavare e spazzolare per bene le carote e rimuovere le due estremità.
Tagliare le mele a fette ed eliminare il torsolo.
Spremere prima i 4 rametti di menta, poi le carote e le mele e poi unire i succhi.
Decorare con un rametto di menta.

**Valutazione
bromatologica
a porzione**

Kcal	81
Proteine (%)	6
Lipidi (%)	3,2
Glucidi (%)	90,8
Fibra (g)	4,5
Colesterolo (mg)	0

Melone, carote e arance

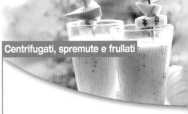

Ingredienti e dosi per 4 persone

✓ 1 melone

✓ 4 carote sbucciate

✓ 2 arance

Preparazione per spremitura

Sbucciare il melone ed eliminare i semi.

Sbucciare le arance e dividerle a spicchi o a pezzi.

Lavare e spazzolare le carote; eliminare le parti terminali.

Passare i tre ingredienti allo spremitore e mescolare i succhi.

Valutazione bromatologica a porzione

Kcal	102
Proteine (%)	10
Lipidi (%)	5,3
Glucidi (%)	84,7
Fibra (g)	5,3
Colesterolo (mg)	0

Contenuti di valore per l'occhio: ★ ★ ★

Il **melone** è ricco di vitamina C e carotenoidi.

La **carota** è un'ottima fonte di β-carotene, inoltre stimola la diuresi e la motilità intestinale.

L'**arancia** è ricca di saccarosio, vitamina C e β-carotene, contiene anche flavonoidi (soprattutto nell'albedo, sotto la buccia).

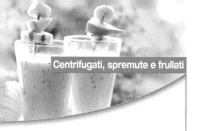

Centrifugati, spremute e frullati

Valutazione bromatologica a porzione

Kcal	79
Proteine (%)	17,3
Lipidi (%)	10
Glucidi (%)	72,7
Fibra (g)	2,4
Colesterolo (mg)	0

Contenuti di valore per l'occhio: ★ ★

I **mirtilli** sono ricchi di vitamina C e antocianosidi.
Lo **yogurt** possiede un alto indice di sazietà e oltre ai fermenti lattici vivi contiene vitamine del gruppo B e acido folico.
Il **miele** è ricco di zuccheri (glucosio e fruttosio).

Mirtilli e yogurt

Ingredienti e dosi per 4 persone

✓ 300 g di mirtilli

✓ 300 g di yogurt

✓ 4 cucchiai di miele millefiori

✓ 2 cucchiai di succo di limone

Preparazione per frullatura

Lavare i mirtilli e asciugarli con carta assorbente da cucina.
Metterli nel frullatore con il miele, lo yogurt ed il succo di limone e frullare.
Poi mettere in frigo per una-due ore prima di consumare.

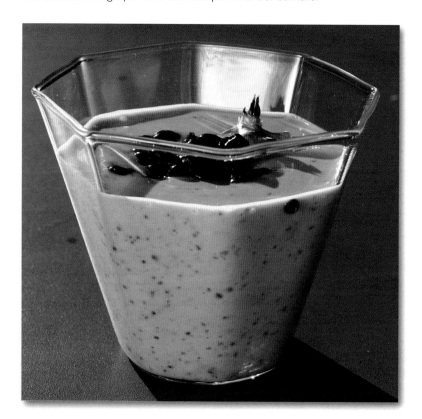

Pomodori, basilico e prezzemolo

Ingredienti e dosi per 4 persone

✓ 8 pomodori

✓ 6 foglie di basilico

✓ 8 rametti di prezzemolo fresco

Preparazione per spremitura

Tritare finemente il basilico ed il prezzemolo.
Spremere i pomodori.
Mescolare il tutto.

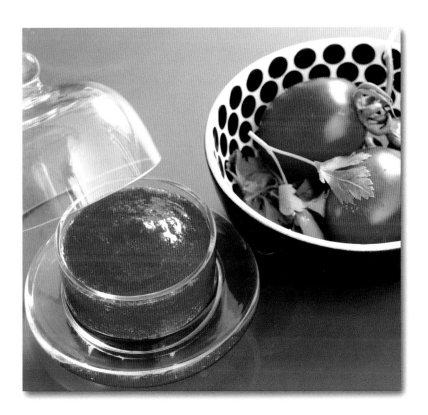

Valutazione bromatologica a porzione

Kcal	41
Proteine (%)	23,4
Lipidi (%)	10,4
Glucidi (%)	66,2
Fibra (g)	4,4
Colesterolo (mg)	0

Contenuti di valore per l'occhio: ★ ★

Il **pomodoro** è ricco di vitamine e oligoelementi, ma soprattutto contiene carotenoidi ed è la più importante fonte di licopene.

Il **basilico** deve il suo profumo ai molti oli essenziali che contiene, i quali sono in grado di stimolare la secrezione salivare e gastrica.

Il **prezzemolo** contiene flavonoidi e anche apiolo, un antispastico, antipiretico e stimolante la contrattilità uterina.

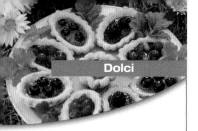

Valutazione bromatologica a porzione

Kcal	283
Proteine (%)	12,8
Lipidi (%)	40,4
Glucidi (%)	46,8
Fibra (g)	0,4
Colesterolo (mg)	401

Contenuti di valore per l'occhio: ★

Il **latte** (soprattutto quello intero) ha un buon equilibrio tra zuccheri grassi e proteine, contiene calcio e fosforo in abbondanza, ma soprattutto vitamine antiossidanti liposolubili e vitamine idrosolubili.

Le **uova** forniscono acidi grassi saturi, ma anche una buona quantità di quelli mono- e polinsaturi, purtroppo colesterolo, ma soprattutto sono una fonte di luteina.

Lo **zucchero** è energia pura rapidamente disponibile.

Crema pasticcera

Ingredienti e dosi per 4 persone

✓ ½ litro di latte

✓ 2 uova (solo il tuorlo)

✓ 4 cucchiai di zucchero

✓ 2 cucchiai di farina

✓ 1 scorza di limone

Preparazione

Far scaldare in un tegame il latte con la scorza di limone.

In una terrina sbattere i tuorli con lo zucchero finché diventano bianchi.

Poi unire la farina un po' per volta e mescolare bene.

Versare il composto nel latte e girare con cura in modo che la crema non attacchi.

Quando si addensa spegnere subito.

Viene utilizzata per fare le crostate ed altre torte, ma può anche essere mangiata così com'è alla colazione del mattino.

Crema di mirtilli

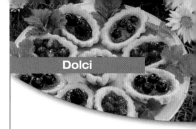

Ingredienti e dosi per 4 persone

✓ 300 g di mirtilli

✓ 150 g di malto di riso

✓ 40 g di maizena

Preparazione

Portare insieme a ebollizione in una pentola due terzi dei mirtilli e il malto, poi aggiungere i restanti mirtilli e la maizena e mescolare lentamente a fuoco basso.
Lasciare raffreddare.
Molto buono per farcire una torta o per mangiare con pane fresco o tostato o con uno yogurt bianco.

Valutazione bromatologica a porzione

Kcal	89,7
Proteine (%)	9,9
Lipidi (%)	4,6
Glucidi (%)	85,5
Fibra (g)	2,6
Colesterolo (mg)	0

Contenuti di valore per l'occhio: ★ ★

I **mirtilli** sono ricchi di vitamina C e antocianosidi.

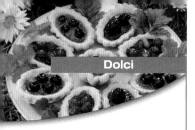

Dolci

Valutazione bromatologica a porzione

Kcal	681
Proteine (%)	7,1
Lipidi (%)	39,5
Glucidi (%)	53,4
Fibra (g)	3,0
Colesterolo (mg)	201

Contenuti di valore per l'occhio: ★ ★

Le **fragole** sono una buona fonte di vitamina C e di antocianosidi.
I **lamponi** sono ricchi di vitamina C e flavonoidi.
Il **kiwi** ha un elevatissimo contenuto di vitamina C.
La **pera** è ricca di vitamina A, vitamina C e flavonoidi.
La **mela**, ricca di fruttosio, contiene flavonoidi (quercetina), ma anche oligoelementi come zinco e selenio.
Il **latte** (soprattutto quello intero) ha un buon equilibrio tra zuccheri grassi e proteine, contiene calcio e fosforo in abbondanza, ma soprattutto vitamine antiossidanti liposolubili e vitamine idrosolubili.
Le **uova** forniscono acidi grassi saturi, ma anche una buona quantità di quelli mono- e polinsaturi, purtroppo colesterolo, ma soprattutto sono una fonte di luteina.

Crostata di fragole o lamponi o kiwi o pere o mele o banane

Ingredienti e dosi per 4 persone

✓ 1 confezione di pasta frolla
✓ 400-500 g di frutta fresca
✓ 2 fogli di gelatina
✓ carta da forno
✓ 500 g di fagioli secchi o riso
✓ crema pasticcera

Preparazione

Imburrare e infarinare una teglia di 22-24 cm di diametro.
Mettere la gelatina a bagno nell'acqua; dopo qualche minuto strizzarla per eliminare parte dell'acqua e farla sciogliere in un pentolino.
Stendere la pastafrolla con uno spessore di ½ cm e ritagliare un disco appena più grande della teglia. Adagiare il disco nella teglia e bucherellarne il fondo con una forchetta.
Mettere un disco di carta da forno sopra il disco di pasta e dentro a questo i fagioli o il riso.
Scaldare il forno a 180 °C e mettere a cuocere per 20 minuti circa.
Quando la pasta della torta è cotta togliere i fagioli e la carta; lasciarla raffreddare e metterla su un piatto di portata.
Versare all'interno la crema pasticcera, precedentemente preparata, e livellarla.
Decorare a piacere con la frutta desiderata nella quantità voluta e alla fine, per mantenerla di un bel colore, spennellarla con la gelatina.

Preparazione della frutta

Va preparata in modo che serva a decorare opportunamente la torta e quindi lavarla, asciugarla e sbucciarla o comunque mondarla.
Lavare e asciugare fragole, lamponi, more o ribes.
Affettare le banane, le mele, le pere e il kiwi a fettine e cospargerle di limone perché non si ossidino.

Dolce ai mirtilli

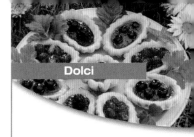

Ingredienti e dosi per 4 persone

✓ 300 g di mirtilli

✓ 300 g di ricotta fresca (se possibile di pecora)

✓ 2 cucchiai di zucchero

✓ 1 cucchiaino di acqua di fiori d'arancio

✓ 200 cc di acqua

✓ ½ stecca di vaniglia

Preparazione

Versare nel mixer la ricotta ben sgocciolata, lo zucchero, le bacche di vaniglia, l'estratto di fiori d'arancio e metà dei mirtilli e frullare fino ad ottenere un composto omogeneo.
Aggiungere il resto dei mirtilli e versare il tutto in uno stampo.
Conservare in frigorifero per un paio d'ore.

Valutazione bromatologica a porzione

Kcal	165
Proteine (%)	20,2
Lipidi (%)	51
Glucidi (%)	28,8
Fibra (g)	2,5
Colesterolo (mg)	33,6

Contenuti di valore per l'occhio: ★ ★

I **mirtilli** sono ricchi di vitamina C e antocianosidi. La **ricotta** è un latticino gustoso e leggero che contiene molto calcio e una modesta quantità di vitamine.

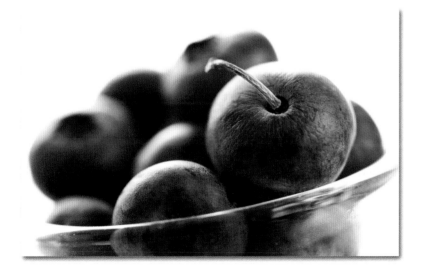

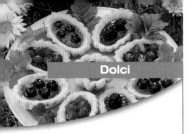

**Valutazione
bromatologica
a porzione**

Kcal	237
Proteine (%)	9,1
Lipidi (%)	64
Glucidi (%)	26,9
Fibra (g)	1,48
Colesterolo (mg)	0

**Contenuti di valore
per l'occhio:** ★

I **mirtilli** sono ricchi di vitamina C e antocianosidi.
Le **uova** forniscono acidi
grassi saturi, ma anche una
buona quantità di quelli
mono- e polinsaturi, pur-
troppo colesterolo, ma soprattutto sono una fonte di
luteina.
La **panna** ha un elevato contenuto di grassi, ma è anche molto gustosa.

Mousse di mirtilli

Ingredienti e dosi per 4 persone

✓ 250 g di mirtilli

✓ 3 fogli di gelatina

✓ 2 albumi d'uovo

✓ 200 ml di panna da montare

✓ 3 cucchiai di zucchero

Preparazione

Lavare ed asciugare per bene i mirtilli, poi frullarli e quindi versarli
in una ciotola.
A parte montare la panna e poi aggiungerla al frullato di mirtilli.
A parte montare gli albumi con un pizzico di sale e quando saranno
ben salti aggiungerli al composto di mirtilli.
Mettere la gelatina ad ammollare in acqua fredda e poi scioglierla
in un pentolino e quindi aggiungerla al composto di mirtilli.
Mescolare il tutto e lasciar riposare in frigorifero per almeno 3 ore e,
quindi, servire.

Torta alle carote

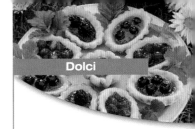

Ingredienti e dosi per 4 persone

✓ 200 g di carote

✓ 100 g di olio extravergine di oliva

✓ 250 g di farina

✓ 250 g di zucchero

✓ 3 uova

✓ ½ limone: la buccia gialla

✓ ½ limone: il succo

✓ 1 bustina di lievito per dolci

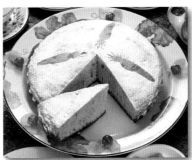

Preparazione

Lavare accuratamente le carote, eliminare le estremità e asportare la buccia esterna.

Tagliarle a pezzi e metterle nel frullatore con l'olio; frullare e poi aggiungere lo zucchero, la farina, il succo e la buccia di limone; frullare ancora per qualche minuto per amalgamare bene.

Imburrare una teglia e cospargerla con un paio di cucchiaini di farina su tutte le superfici.

Scaldare il forno per almeno 15 minuti e poi mettere a cuocere per 35 minuti a 180 °C.

Valutazione bromatologica a porzione

Kcal	725
Proteine (%)	6,3
Lipidi (%)	35,4
Glucidi (%)	58,3
Fibra (g)	2,9
Colesterolo (mg)	129

Contenuti di valore per l'occhio: ★

La **carota** è un'ottima fonte di β-carotene, inoltre stimola la diuresi e la motilità intestinale.

L'**olio di oliva** è un'ottima fonte di acidi grassi insaturi.

Le **uova** forniscono acidi grassi saturi, ma anche una buona quantità di quelli mono- e polinsaturi, purtroppo colesterolo, ma soprattutto sono una fonte di luteina.

Dopo aver lavato bene l'epidermide, la parte esterna della **buccia del limone**, il flavedo, contiene oli essenziali e anche carotenoidi.

Il **succo di limone** contiene dosi elevate di vitamina C e β-carotene.

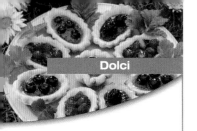

Crêpes calde ai frutti di bosco

Ingredienti e dosi per 4 persone

- ✓ 250 g di farina
- ✓ 60 g di zucchero
- ✓ 350 cc di latte
- ✓ 3 uova
- ✓ 40 gr di burro
- ✓ 1 cucchiaio di liquore all'arancia o al mandarino (facoltativo)
- ✓ 100 g di lamponi
- ✓ 100 g di fragoline
- ✓ 100 g di more
- ✓ 100 g di mirtilli
- ✓ 200 g di zabaione
- ✓ 40 g di zucchero a velo
- ✓ 200 cc di Porto rosso
- ✓ 1 pizzico di sale

Preparazione dei frutti di bosco

Lavare i frutti di bosco, asciugarli delicatamente e farli macerare per 1 ora nel Porto.

Preparazione della pastella: mescolare la farina, lo zucchero e un pizzico di sale; diluire con il latte tiepido, incorporare le uova precedentemente sbattute con un frustino per amalgamarle, mescolare bene e profumare con il liquore all'arancia o mandarino (facoltativo); lasciare riposare questa pastella in frigo per 1 ora circa, quindi aggiungere il burro fatto fondere precedentemente a parte a fuoco leggero.

Cottura delle crêpes: spennellare di burro una padellina antiaderente, riscaldarla e versare un mestolino della pastella preparata; cuocere la prima crêpe, rigirandola da entrambi i lati e tenerla in caldo; proseguire nello stesso modo fino ad esaurire la pastella, spennellando di burro la padella di volta in volta.

Farcitura: farcire le crêpes ancora calde con i frutti di bosco e lo zabaione tiepido (vedere ricetta a parte), spolverizzare con lo zucchero a velo e servire.
Per una ricetta «light» lo zabaione può essere escluso... anche se è un peccato non metterlo.

Sorbetto di frutti di bosco

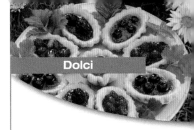

Ingredienti e dosi per 4 persone

✓ 400 g di frutti di bosco
  (lamponi, fragoline, more, mirtilli)

✓ 150 g di zucchero

✓ 1 limone

✓ 2 cucchiai di sciroppo granatina

Preparazione

Versare il succo di limone sui frutti di bosco tagliati a pezzettini, aggiungere lo zucchero e lo sciroppo, mescolare e versare il composto nel cestello della gelatiera.
Azionare la gelatiera per circa 25-30 minuti.

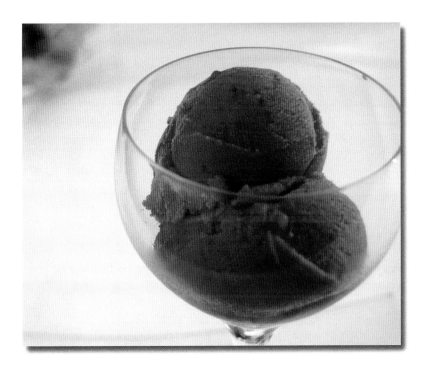

Valutazione bromatologica a porzione

Kcal	231
Proteine (%)	1,2
Lipidi (%)	5,7
Glucidi (%)	93,1
Fibra (g)	0,2
Colesterolo (mg)	0

Contenuti di valore per l'occhio: ★ ★ ★

I **lamponi** sono ricchi di vitamina C e flavonoidi.
Le **fragole** sono una buona fonte di vitamina C e di antocianosidi.
Le **more** contengono ferro, vitamina C e buone quantità di flavonoidi.
I **mirtilli** sono ricchi di vitamina C e antocianosidi.
Lo **zucchero** è energia pura rapidamente disponibile.
Il **limone** contiene dosi elevate di vitamina C e β-carotene, contiene anche flavonoidi (soprattutto nell'albedo, sotto la buccia).

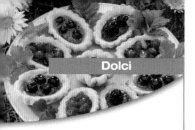

Valutazione bromatologica a porzione

Kcal	243
Proteine (%)	9,4
Lipidi (%)	38,5
Glucidi (%)	52,1
Fibra (g)	6,5
Colesterolo (mg)	0

Contenuti di valore per l'occhio: ★ ★

I **lamponi** sono ricchi di vitamina C e flavonoidi.
Le **fragole** sono una buona fonte di vitamina C e di antocianosidi.
Le **more** contengono ferro, vitamina C e buone quantità di flavonoidi.
I **mirtilli** sono ricchi di vitamina C e di antocianosidi.
Lo **zucchero** è energia pura rapidamente disponibile.
La **panna** ha un elevato contenuto di grassi, ma è anche molto gustosa.

Gelato ai frutti di bosco

Ingredienti e dosi per 4 persone

✓ 300 g di frutti di bosco
  (lamponi, fragoline, more, mirtilli)

✓ 140 gr di zucchero

✓ 150 gr di panna

✓ ½ limone

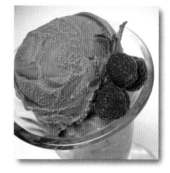

Preparazione

Irrorare i frutti di bosco con il succo di limone, unire lo zucchero e la panna; frullare per montare il composto e versare nel cestello della gelatiera. Avviare la gelatiera per circa 25 minuti.

Zabaione di **Raffaella**

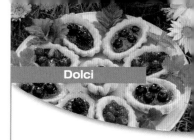

Ingredienti e dosi per 4 persone

✓ 4 tuorli d'uovo

✓ 4 cucchiai di zucchero

✓ 8 cucchiai di marsala

Preparazione

Sbattere con la frusta i tuorli d'uovo e il marsala con lo zucchero in una bastardella di rame o, ancora meglio, d'argento con il manico lungo, fino a quando si ottiene un composto omogeneo.

Porre la bastardella a bagnomaria o direttamente sul fuoco e, continuando a mescolare con la frusta, far cuocere dolcemente, senza lasciar bollire, fino a quando il composto si sarà addensato.

Servire tiepido.

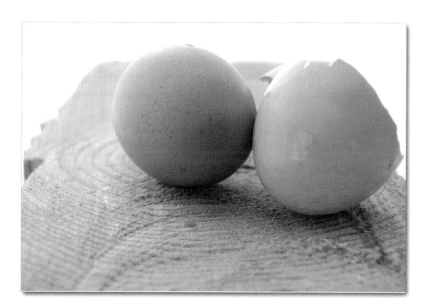

Valutazione bromatologica a porzione

Kcal	628
Proteine (%)	12,8
Lipidi (%)	26,3
Glucidi (%)	60,9
Fibra (g)	0,6
Colesterolo (mg)	558

Contenuti di valore per l'occhio: ★

Le **uova** forniscono acidi grassi saturi, ma anche una buona quantità di quelli mono- e polinsaturi, purtroppo colesterolo, ma soprattutto sono una fonte di luteina.

Lo **zucchero** è energia pura rapidamente disponibile.

Il **marsala** contiene resveratrolo e flavonoidi.

Per una sana ed energetica colazione mattutina e per il break pomeridiano

La prima colazione è il pasto più importante di tutta la giornata, essa deve ricaricare il corpo dopo il digiuno notturno ed ha anche lo scopo di mantenere una giusta distribuzione di calorie tra i pasti; infatti, una prima colazione equilibrata e completa elimina periodi di debolezza durante la mattinata ed evita anche di arrivare a pranzo troppo affamati.

La prima colazione dovrebbe fornire il 20-25% delle calorie totali della giornata corrispondente a circa 350-500 kcal per una persona di corporatura media che svolge una regolare attività motoria (con un fabbisogno totale giornaliero di circa 1800-2000 calorie).

Si dovrebbe iniziare la giornata bevendo un bicchiere d'acqua; questo semplice gesto aiuta a reidratare l'organismo e a «ripulirlo» dall'interno, facilita la diuresi, stimola l'intestino, combatte la ritenzione idrica; poi continuare con una buona combinazione di alimenti.

La colazione deve comprendere ciascuno dei seguenti tre gruppi alimentari: latticini, frutta e cereali. Il latte è un alimento completo ed assai importante. E' ricco di calcio, proteine, zuccheri, minerali e vitamine: quello intero contiene il 3,4% di grassi, quello parzialmente scremato l'1,8% e quello totalmente scremato solamente lo 0,3%; il latte può essere insaporito con zucchero, orzo, cacao o malto; lo yogurt, come ogni derivato del latte, è pure indispensabile; esso contiene in quantità elevata calcio, proteine di buona qualità, vitamina B2 e vitamina A.

E poi occorre frutta fresca: ogni frutto di stagione va bene, ma occorre variare con frequenza.

I cereali pronti per la prima colazione vanno molto bene, soprattutto se si tiene conto del loro arricchimento minerale e vitaminico, che va ad integrare quello della frutta. Oltre all'apporto calorico adeguato, danno gusto, sazietà e buona qualità nutrizionale cioè apportano vitamine, fibre, carboidrati e pochi grassi.

E' importante variare la colazione di giorno in giorno, per non renderla troppo monotona, alternando pane, dolci, cereali, insieme a una spremuta, alla frutta, da accompagnare a caffellatte o tè o semplice latte per i più piccini.

La prima colazione va consumata con calma, seduti a tavola e non in piedi e dovrebbe durare almeno un quarto d'ora.

E' importante modificare anche di poco ogni giorno i nutrienti ingeriti; in tal modo si può migliorare l'apporto nutritivo dell'organismo. Si dovrebbero assumere almeno quattro dei seguenti alimenti:

A)   Una spremuta di agrumi per apportare all'organismo vitamine naturali.

B)   Un frutto fresco per aumentare l'apporto energetico e vitaminico.

C)   Una porzione di zuccheri complessi (pane, biscotti secchi, fette biscottate).

D)   Una porzione di cereali secchi che contengono proteine vegetali, carboidrati, fibre, sali minerali e vitamine con il ricco apporto del latte.

E)   Liquidi in abbondanza per il fabbisogno giornaliero dell'organismo (tè, rooibos, karkadè, caffè lungo).

F)   Un frutto secco per l'apporto di sali minerali e fibre.

G)   Un bicchiere di latte; uno yogurt fresco può sostituire il latte e, se arricchito con frutta fresca, fornisce fermenti lattici vivi e le vitamine della frutta.

Indice Ricette di **Buona Cucina**

Indice Ricette di Buona Cucina

Indice analitico del ricettario

Parte III - Ricette di Buona Cucina

Indice analitico del ricettario

Indice analitico del ricettario

Indice analitico del ricettario

Indice analitico del ricettario

Finito di stampare nel mese di marzo 2010